课程双创系列教材

总主编 盛振文 王洪才

KECHENG SHUANGCHUANG XILIE JIAOCAI

护理学专业
五育融合课程双创教学指南

主编 王桂云 盛振文 许 霞

中国财经出版传媒集团

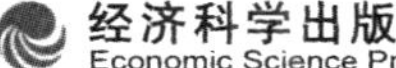

经济科学出版社
Economic Science Press

图书在版编目（CIP）数据

护理学专业五育融合课程双创教学指南/王桂云，盛振文，许霞主编．--北京：经济科学出版社，2023．1

课程双创系列教材

ISBN 978-7-5218-3518-2

Ⅰ．①护…　Ⅱ．①王…②盛…③许…　Ⅲ．①护理学-课程建设-教学研究-高等学校　Ⅳ．①R47

中国版本图书馆 CIP 数据核字（2022）第 049867 号

责任编辑：于　源　冯　蓉
责任校对：李　建
责任印制：范　艳

护理学专业五育融合课程双创教学指南
主编　王桂云　盛振文　许　霞
经济科学出版社出版、发行　新华书店经销
社址：北京市海淀区阜成路甲 28 号　邮编：100142
总编部电话：010-88191217　发行部电话：010-88191522
网址：www.esp.com.cn
电子邮箱：esp@esp.com.cn
天猫网店：经济科学出版社旗舰店
网址：http：//jjkxcbs.tmall.com
北京季蜂印刷有限公司印装
710×1000　16 开　16.5 印张　282000 字
2023 年 1 月第 1 版　2023 年 1 月第 1 次印刷
ISBN 978-7-5218-3518-2　定价：47.00 元
（图书出现印装问题，本社负责调换。电话：010-88191510）

课程双创系列教材编写委员会

课程双创系列教材

护理学专业五育融合
课程双创教学指南

主　编　王桂云　盛振文　许　霞

副主编　李风燕　刘　红　刘　芳

编　委（按姓氏笔画排序）

丁祥政　于文霞　于秀娟　马小雪　王若维
王明明　王素琴　王桂云　王琨媛　邓晓阳
厉吉敏　付兆杰　李风燕　曲路遥　吕文娟
朱　平　刘　红　刘　芳　刘佳铭　许　霞
祁艳霞　杨婷婷　吴广霞　张囡囡　张　晶
张晶晶　张　佩　张　美　张敬伟　林　辉
周广涛　周云玲　胡恒基　原芸姿　钱秋苓
徐丽丽　郭秀珍　高　强　唐吉华　盛振文
常　佳　鲍金雷　戴春岭

序

创新是引领发展的第一动力。党的十八大作出了实施创新驱动发展战略的重大部署，新技术、新成果加速转化，新模式、新业态不断涌现，创新千帆竞发，有力地引领着中国经济航船破浪前行。坚持创新驱动实质是人才驱动，高等学校作为人才培养的重要阵地，肩负着培养创新型人才的重任。

高等学校开展创新创业教育，培养创新创业人才，为经济社会发展提供高素质人力资源，是落实创新驱动发展战略的重要举措。高等教育的根本价值不在于获得多少知识，应该表现在对人的创造潜能的激发上，而创新创业教育就是以培养人的创造力为中心的教育，目标就是发现每个人的个性潜能并创造条件使之得到最大限度的发挥，既有效保障高等教育人才培养质量，又能满足社会对创新创业人才的需求，可以说开展创新创业教育正逢其时。近年来高等学校深化创新创业教育改革实践证明，开展创新创业教育对提高高等教育质量、促进学生全面发展、推动毕业生创业就业、服务国家现代化建设发挥了重要作用。

山东协和学院作为创新创业教育的坚定践行者，自2012年起，以“五育并举”理念为引领，以双创教育改革升级为引擎，确立了“五育深度融合双创教育、双创教育升级助推应用型人才培养”的改革思路，全面推进创新创业教育改革，致力于培养“信念坚定、基础扎实、能力突出、敢闯会创”的应用型人才。学校强化五育与双创教育的深度融合，出台《五育融合创新创业教育实施意见》，挖掘五育中的双创教育元素，突出以德领创、以智强能、以体固本、以美启新、以劳笃行，构建了“5维20条”的双创教育指标体系。学校坚持双创教育面向全体学生、引导全体教师参与、融入人才培养全过程的原则，依据“5维20条”指标，深入推进课程、项目、竞赛、孵化“四维升级”，实现了双创教育覆盖全部专业、全部课程、全体教师和全体学生的“四全覆盖”，打造了创新创业教育的新升级版，体现了双创教育从小众到大众、从分离到融合、从封闭到开放的提升，推动了人才培养模式和教育教学形态的变革。

课程是人才培养的基本单元，是创新创业教育改革升级的基点，如何挖掘和充实所有课程的创新创业教育元素和资源、在传授知识过程中加强创新创业教育是一个重要课题，也是亟待解决的难题。山东协和学院在创新创业教育改革过程中首次提出“课程双创”，推动双创教育由传统的“双创课程”单向承载“课程双创”全面驱动升级，围绕“全课程贯穿双创教育、全过程融入双创元素、全流程创新教学方式”进行了卓有成效的探索，并将研究和实践成果凝练固化，汇编成这套课程双创系列教材。

这套教材按照“宏观设计—中观细化—微观落地”的系统化思路编写。学校从宏观层面进行设计，强化德智体美劳五育与创新创业教育的深度融合，提出了“5 维 20 条”指标体系，为各学科专业开展创新创业教育提供了根本依据；专业层面根据专业定位，从五育维度及每个维度下的二级指标点整体设计专业教学方案；课程层面则从教学实践的角度，根据课程性质和作用，对教学内容、教学方法以及考核评价等方面进行具体设计。这样，学校、专业、课程层层深入、环环相扣，共同形成一个有机整体，这也是每本教材的三个组成部分。

系列教材以“指南”命名，意在从理论原则、教学实践、考核评价的教学全程为一线教师提供可参考借鉴的范例。同时，这套教材根据不同专业课程特点，丰富教学资源、整合教学内容、创新教学方式方法，对激发学生的学习兴趣，调动学生学习积极性、主动性、创造性，培养学生创新精神、创业意识和双创能力，提供了成功的经验、思路和方法。

创新无止境，创新创业教育教学没有固定的模式，需要广大教师在教学实践中不断研究探讨、总结提升，为系列教材的完善与修正提供参考。

是为序。

2022 年 4 月 7 日

《护理学专业五育融合课程双创教学指南》编写说明

为全面贯彻党的教育方针，落实立德树人根本任务，结合《护理学类教学质量国家标准》，依托护理学专业特点，积极推动创新创业教育与思政教育、专业教育的融合发展，强化五育与双创教育的深度融合，培养德智体美劳全面发展的高素质应用型护理专业人才，护理学专业五育融合课程双创教学指南编委会，组织编写了《护理学专业五育融合课程双创教学指南》。

《“五育融合”创新创业教育教学实施意见》围绕指导思想、总体目标、基本原则、实施意见、保障措施、指标内涵及实施建议等方面进行阐述，是各个专业制定“五育并举”创新创业教育教学指南的指导性依据。

《护理学专业“五育融合”课程双创教学方案》围绕护理学专业概况、护理学专业双创教育教学核心内容、护理学专业双创教育教学要点进行整体规划与设计，为护理学专业各门课程“五育融合”创新创业教育教学设计的编写与制定提供了依据。

护理学专业课程“五育融合”创新创业教育教学设计以《护理学专业“五育融合”课程双创教学方案》为指导，根据专业育人要求和课程特点，以课程教学大纲为依据，从课程性质、地位、作用、核心目标等方面，描述课程基本情况，挖掘课程内容中蕴含的双创元素，阐述教学载体和教学方法，明确实施路径，采用多元化考核评价方式动态关注学生思想变化。主要包括“护理学导论”“基础护理学”“健康评估”“内科护理学”“外科护理学”“妇产科护理学”“急救护理学”“护理管理学”8门护理学专业核心课程，起到引领示范作用。

《护理学专业“五育融合”课程双创教学指南》符合护理学专业教学特

点与规律，选材广泛，注重理论与实践结合，有助于护理学专业人才综合素养的提升。

本指南在编写过程中，参考和引用了护理前辈及同行们的文献资料和学术成果，在此一并致以诚挚的谢意！尽管本指南全体编者以高度负责和严肃认真的态度积极参与编写工作，但由于时间仓促和水平所限，难免存有疏漏和不足之处，敬请专家、同仁和广大读者批评指正。

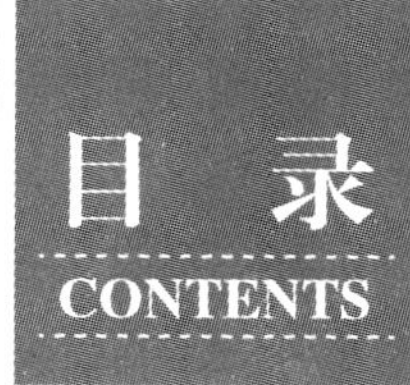

总 论

分 论

总　论

第一章

“五育并举”创新创业教育教学实施意见

为贯彻落实国务院《关于推动创新创业高质量发展打造“双创”升级版的意见》，深入推进创新创业教育改革，切实提高人才培养质量，提出以下实施意见。

一、指导思想

以习近平新时代中国特色社会主义思想为指导，全面贯彻党的教育方针，落实立德树人根本任务，围绕学校人才培养定位，依托专业，德智体美劳“五育并举”，打造双创教育升级版，进一步提升学生的创新精神、创业意识和创新创业能力，培养德智体美劳全面发展的社会主义事业建设者和接班人。

二、总体目标

进一步深化创新创业教育改革，依托专业，建立“五育并举”创新创业教育内容体系，完善人才培养实施建议，使“五育并举”创新创业教育理念达成广泛共识，课程知识与“五育”中创新创业元素深度融合，课程“五育并举”创新创业教育实施路径建立健全，德智体美劳育人成效进一步提高，人才培养质量显著提升，学生的创新精神、创业意识和创新创业能力明显增强。

三、基本原则

——把握育人导向。将“五育并举”创新创业教育作为立德树人的重要载体，坚持德育为先，教育引导学生爱党、爱国、爱人民、爱社会主义；坚持德智体美劳全面发展，为学生终身发展奠定基础。

——坚持改革创新。建立“五育并举”创新创业教育内容体系，完善“五育并举”创新创业教育实施路径，加强分类指导，鼓励特色育人，深化课堂革命与学习革命，形成独具学科专业特色的“五育并举”创新创业教育育人模式。

——强化综合实施。加强学校统筹，拓展“五育并举”创新创业教育实施路径，整合第一课堂与第二课堂，在通识课程、专业课程、实习实训课程、创新创业课程以及各类课内外活动中，深度融合“五育并举”创新创业教育内容，提升综合育人成效。

四、实施意见

（一）德育方面

德育主要是对学生进行政治、思想、道德、法制、心理健康教育。在实施德育过程中，把理想信念教育、爱国主义教育和基本素质教育贯穿始终，融入创新创业教育，引导学生树立中国特色社会主义的共同理想和坚定信念，树立报效祖国、服务人民的思想，培养学生的家国情怀、社会责任、诚信品质和敬业精神，强化创新创业的意识、坚韧不拔的意志和艰苦奋斗的精神，重点解决创新创业方向问题。

（二）智育方面

智育主要是对学生进行基本知识、基本技能、基本能力教育。在实施智育教育过程中，提高大学生的科学素质、人文素养、专业水平和实践能力，挖掘学科专业中的创新创业元素，促进学生独立思考，激发学生锐意进取，培养学生的专业知识、专业技能、专业素养和双创素质，重点解决创新创业能力问题。

（三）体育方面

体育是以服务学生全面发展、增强综合素质为目标，以发展体力、增强体质、磨炼意志为主要任务的教育。在实施体育教育过程中，融入创新创业教育，养成坚持锻炼身体的良好习惯，增强体质、健全人格、锤炼意志。在体育活动中，培养坚强意志、拼搏精神、协作精神、竞争意识，重点解决创新创业意志和精神问题。

（四）美育方面

美育是审美教育、情操教育、心灵教育，也是丰富想象力和培养创新意识的教育。在实施美育教育过程中，弘扬中华美育精神，融入创新创业教育，坚持以美育人、以美化人、陶冶情操、温润心灵，引导学生树立正确的审美观和艺术观，培养学生审美素养、人文素养、艺术素养、文化创意，重点解决激发创新灵感和创造活力的问题。

（五）劳育方面

劳育是发挥劳动的育人功能，对学生进行热爱劳动、热爱劳动人民的教育活动。在实施劳动教育过程中，引导学生树立正确的劳动价值观，崇尚劳动、尊重劳动、勤勤恳恳、任劳任怨。围绕创新创业，结合学科和专业积极开展实习实训、专业服务、社会实践、勤工助学等，弘扬劳动精神、劳模精神、工匠精神、创造精神，重点解决提升创新创业精神和实践能力的问题。

五、保障措施

（一）加强组织领导

建立健全校院两级“五育并举”创新创业教育领导机制和工作运行机制，加强对“五育并举”创新创业教育工作的整体谋划、顶层设计、方案制定、统筹协调，形成由教务处牵头，相关部门联动、院系落实推进、自身特色鲜明的“五育并举”创新创业教育工作格局。

（二）落实经费保障

加强政策协调配套，加大教学经费投入，支持深入推进“五育并举”

创新创业教育教学改革。结合学校实际和建设计划，整合各类资源，争取企业、行业、科技园区等对学校“五育并举”创新创业教育的支持。

（三）强化考核评价

建立健全“五育并举”创新创业教育教学成效评价机制，发布《“五育并举”大学生创新创业指数综合测评办法》，通过学生创新创业指数分析，总结创新创业教育改革工作取得的成绩和存在的不足，建立创新创业教育持续改进机制，提高学校创新创业教育质量。

创新创业教育教学指标内涵及实施建议如表 1－1 所示。

表 1－1　　创新创业教育教学指标内涵及实施建议

一级指标	二级指标	指标内涵	实施建议
1. 德育	1.1 家国情怀	家国情怀是一个人对自己国家和人民所表现出来的深情大爱，是对国家富强、人民幸福所展现出来的理想，是把爱国与爱家统一起来，为中华民族大家庭做贡献的追求。 适应国家创新驱动发展战略，通过专业教育和双创教育有机融合，教育学生学好学业，立志创业，干好事业，报效祖国，服务人民	挖掘整理与双创教育有关的家国情怀内容，主要包括： 一是新中国成立以来本学科专业领域取得的巨大成就； 二是与本学科专业相关的爱国敬业、敢于创新，为民族做出突出贡献的典型人物和事例，如钱学森、袁隆平、屠呦呦、王选等； 三是“大众创新，万众创业”中涌现出的大国工匠、先进人物、劳动模范、优秀校友等代表人物事迹，教育学生树立为祖国强盛、民族振兴而积极双创的意识
	1.2 法治意识	法治意识是发自内心地崇尚法律、敬畏法律、了解法律、掌握法律的思想、观念和态度。 引导学生认同中国特色社会主义法治体系，养成良好的法治意识和法律思维习惯，自觉遵守法律法规。在掌握所学专业基本知识技能的同时，了解并掌握相关行业法律法规，解决在创新创业中遇到的法律问题	挖掘整理与双创教育有关的法律法规内容，主要包括： 一是中国特色社会主义法治体系相关内容； 二是与本学科专业相关的法律法规； 三是双创实践活动相关的法律法规，如税务、融资、知识产权、股权等相关业务方面的法律法规；双创涉法典型案例，如依法创业成功、违法创业失败等，教育学生在创新创业中尊法、守法、用法

续表

一级指标	二级指标	指标内涵	实施建议
1. 德育	1.3 职业道德	职业道德是指从事一定职业的人在职业生活中应当遵循的具有职业特征的道德规范和行为准则。 教育学生树立正确的择业观和创业观，养成爱岗敬业、诚实守信、勇于担当、乐于奉献的良好品质	挖掘整理与双创教育有关的职业道德内容，主要包括： 一是学科专业和行业领域的道德规范和行为准则； 二是双创实践活动相关的道德规范和行为准则； 三是双创相关典型案例，如坚守职业道德双创成功、违反职业道德双创失败等，引导学生深刻理解并自觉实践职业精神和职业规范进而勇于创新创业
	1.4 敬业精神	敬业精神是对从事职业的极端热爱和对工作极端负责的道德操守和职业态度。 引导学生追求崇高的职业理想，增强责任感、事业心，培养其恪尽职守、精益求精的工作态度，具有勤勤恳恳、兢兢业业的奋斗精神	挖掘整理与双创教育有关的敬业精神内容，主要包括： 一是教师遵守师德、敬业爱岗、教书育人、为人师表、言传身教，培养学生的敬业精神； 二是本学科专业涉及的典型人物的敬业模范事迹等； 三是双创实践活动中典型人物的敬业模范事迹等，引导学生深刻理解并自觉培育敬业精神，进而乐于创新创业
2. 智育	2.1 专业素养	专业素养是指一个人对专业基本知识、基本理论、基本技能理解的深度和掌握、运用的程度，是人综合素养的基石。 在具备专业素养的基础上，关注经济社会发展趋势，具备拓展职业范围、开辟工作岗位、从事创新创业实践的素质和能力	结合专业人才培养要求和课程特点，主要包括： 一是开展课堂革命，实施启发式、讨论式、探究式、参与式教学，夯实专业基础知识； 二是开展学习革命，引导学生自主学习、合作学习、探究学习，掌握专业基本理论，了解国际前沿学术发展、最新研究成果； 三是实施专创融合，通过各类科技竞赛、创业大赛，提高学生运用基本技能开展创新创业的能力
	2.2 创新精神	创新精神是保持锐意进取的激情，不断探索新思想、新理念、新理论、新做法、新技术的精神追求。 培养学生综合运用已有的知识、技能和方法，激发好奇心、想象力，形成创新思维，挖掘自身潜能，探索未知世界	结合专业人才培养要求和课程特点，主要包括： 一是改革教学方式方法，培养学生的批判性思维、创造性思维，激发学生创新创业灵感； 二是学习相关学科领域、行业企业领域典型的创新创业事迹，增强学生创新意识和创新信念； 三是在创新创业过程中，培养学生克服困难、不怕挫折，敢闯会干的创新精神

续表

一级指标	二级指标	指标内涵	实施建议
2. 智育	2.3 创业意识	创业意识是指在理论学习和社会实践活动中形成的，对开辟新工作岗位产生的动机、兴趣、好奇心、想象力、洞察力、自信心等精神要素的总和。 围绕所学专业，培养学生的创业思维，增强学生适应经济社会发展创业的意识，包括市场意识、商机意识、成本意识、风险意识、转化意识等	结合专业人才培养要求和课程特点，主要包括： 一是优化课程体系，开设专门的创新创业课程，帮助学生理解创业含义，建立正确的创业理念； 二是组织创新创业意识宣讲会，组织学生到创业企业、孵化基地、科技园等参观学习，邀请相关领域创业成功者、企业家作报告，营造创业氛围，增强学生创业思维； 三是组织学生参与各种创业活动，如创业沙盘、项目路演，参加科技创新团队、文化创意团队，培养学生创业意识
	2.4 双创能力	双创能力即创新能力和创业能力，是创新创业人才的核心素质。 将创新创业教育融入专业教育教学全过程，使学生具备专业能力的同时具备创新创业能力	结合专业人才培养要求和课程特点，主要包括： 一是加强学生专业能力，建立双创实践教学体系，开放实践教学平台，如实验室、创业园、孵化基地等，积极组织学生参与课题研究、项目实验，孵化创业项目，培养学生双创能力； 二是建立双创竞赛体系，引导学生参加各级各类创新创业训练计划项目、创新创业大赛以及科技创新、创意设计、创业计划等专题竞赛，强化学生双创能力； 三是建立指导帮扶体系，组建双创导师团队，开展学业全程指导、职业规划全程指导、创业全程指导，实施学业跟踪帮扶、创业强化帮扶、孵化精准帮扶，持续提升学生双创能力
3. 体育	3.1 拼搏精神	拼搏精神是实现一定的理想和目标，不怕困难、百折不挠、勇往直前，不达目的誓不罢休的精神品质。 通过各种体育活动和赛事，培养学生闯字挂帅、敢字当头、勇字当先、实字托底的拼搏精神	挖掘整理与双创教育有关的拼搏精神内容： 一是体育教学与专业人才培养相结合，调整优化体育教学内容，引导学生养成不怕困难、勇往直前的精神品质； 二是成立各类体育项目俱乐部，开展丰富多彩的体育活动，锻炼学生百折不挠、不达目的不罢休的精神品质； 三是组织学生积极参与各级各类体育竞赛，增强学生敢于争先、追求卓越的精神品质

续表

一级指标	二级指标	指标内涵	实施建议
3. 体育	3.2 协作精神	协作精神是团队成员为实现团队目标，相互配合、相互协作、万众一心、共同奋进的精神风貌。 引导学生在丰富多彩的体育活动中，相互帮助、相互关心、相互爱护、相互学习、相互促进，形成利益共同体、情感共同体、事业共同体	挖掘整理与双创教育有关的协作精神内容： 一是体育教学与专业人才培养相结合，培养学生团队意识； 二是成立各类体育俱乐部，培养学生分工协作、相互配合，形成整体合力； 三是通过组织学生参加各类体育赛事，培养学生集体荣誉感
	3.3 规则意识	规则意识是坚持规则至上，按照法律法规和规章制度思考问题、履行职责的思想观念。 通过参加各种体育活动，增强规则意识，养成在创业活动中自觉遵守各行各业规则的习惯，做到不违规，不违章	挖掘整理与双创教育有关的规则意识内容： 一是通过体育理论教学，结合专业人才培养，讲清各级各类体育竞赛规则，培养学生守规、守纪的思想； 二是通过体育实践教学，组织学生参加各类体育活动，养成遵守规则的观念； 三是通过参加体育竞赛，引导学生养成尊重裁判、尊重对手的规则意识
	3.4 竞争意识	竞争意识是在道德、规则、法律的范围内，整合资源，发挥优势，战胜对手的心理状态。 引导学生强化竞争意识，鼓励公平竞争、合理竞争、合法竞争、合规竞争，通过竞争培育敢为人先、争创一流的意识	挖掘整理与双创教育有关的竞争意识内容： 一是在体育课程教学中，结合专业人才培养，讲清依规竞争，培育学生竞争意识； 二是成立各类体育俱乐部，开展丰富多彩的体育活动，引导学生养成竞争意识； 三是在体育比赛中，强化学生竞争意识
4. 美育	4.1 审美素养	审美素养是在学习、工作、生活中体现出的审美体验、审美情趣、审美能力。 通过课堂传授美、实践体验美、生活感知美、环境营造美，提升学生的审美意识、审美能力，塑造心灵美、语言美、行为美、学科美、专业美、课程美、知识美，在创新创业实践活动中善于发现美和创造美	挖掘整理与双创教育有关的审美素养内容： 一是结合专业人才培养，挖掘专业中美育元素，实施案例教学； 二是组织开展丰富多彩的文化艺术活动； 三是组织开展学科专业技能竞赛。 通过以上活动，深化审美体验，培养审美情趣，提升审美能力

续表

一级指标	二级指标	指标内涵	实施建议
4. 美育	4.2 人文素养	人文素养是以人为对象、以人为中心的内在品质。主张以人为本，重视人的价值，尊重人的尊严和权利，关怀人的现实生活，追求人的自由的精神、解放的思想和行为。 在美育中，秉持以人为本的理念，体现人文关怀，教育学生目中有人、口中有德、心中有爱、行中有善，营造鼓励创新、激励创业、褒奖成功、宽容失败的氛围	挖掘整理与双创教育有关的人文素养内容： 一是结合专业人才培养，挖掘人文素养中的双创元素，实施案例教学； 二是组织参观与专业相关的场景、成果等； 三是组织开展与专业相关的科技创新、文化创意等竞赛活动。 通过以上活动，感受人文情怀，感知人文美，感悟人文理念
	4.3 艺术素养	艺术素养是人对艺术的兴趣爱好、感受体验、鉴赏评价、展现展示和能动创造的意识、能力。 引导学生在掌握专业基础知识和基本技能的同时，提升艺术爱好、艺术理解、审美感知、艺术表现、创意实践等核心素养，帮助学生形成艺术专项特长，具备艺术创意、创造能力	挖掘整理与双创教育有关的艺术素养内容： 一是开设公共艺术课，结合专业人才培养要求，挖掘专业中蕴含的艺术元素，实施案例教学，提升学生艺术素养； 二是组织参观博物馆、美术馆、艺术馆，观赏艺术表演，提升学生的审美情趣和创造能力；发挥学生社团作用，组建兴趣小组，组织文艺汇演、作品展示，帮助学生形成专项艺术特长； 三是结合专业特点和教学内容，组织学生参加艺术设计大赛，收集鉴赏与专业课程相关的艺术作品，培养学生的艺术涵养
	4.4 文化创意	文化创意是以学科知识为基础，融合多元文化，整合相关学科而产生的创造意念和成果。 校内学科专业融合，校外行业企业融合，通过校内校外文化融合，培养学生的求同存异思维，提升学生创意、创新和创业能力	挖掘整理与双创教育有关的文化创意内容： 一是结合专业特点和教学内容，收集品鉴与专业课程相关的文化作品，激发学生文化创造意识； 二是考察企业行业文化特色和优秀产品，提升学生文化创意水平； 三是融合多元文化，组织学生参加各类创意设计大赛，拓展学生文化创新思维
5. 劳育	5.1 劳动精神	劳动精神是在劳动过程中形成的崇尚劳动、热爱劳动、辛勤劳动、诚实劳动的精神风貌。 通过劳动教育，使学生形成马克思主义劳动观，牢固树立劳动最光荣、最崇高、最伟大、最美丽的观念，培养勤俭奋斗、创新创业、甘于奉献的精神	挖掘整理与双创教育有关的劳动精神内容： 一是设置劳动教育课程，强化劳动教学，培育学生的劳动观念； 二是结合实验、实训、实习和社会实践，开展各类劳动实践活动，培育学生的劳动品质； 三是围绕创新创业，通过组织开展服务性、竞赛性劳动实践活动，树立正确的择业观、就业观、创业观

续表

一级指标	二级指标	指标内涵	实施建议
5. 劳育	5.2 劳模精神	劳模精神是“爱岗敬业、争创一流，艰苦奋斗、勇于创新，淡泊名利、甘于奉献”的精神。 通过劳动教育，引导学生树立崇尚劳动的思想，养成劳动习惯，自觉以劳模为榜样，敢为人先、锐意进取、开拓创新	挖掘整理与双创教育有关的劳模精神内容： 一是学习劳模，收集整理反映劳动先进人物事迹和精神的影视资料，广泛宣传劳模精神； 二是组织创新创业领域中劳动榜样人物进校园活动，如“劳模大讲堂”、优秀创新创业者报告会等，面对面学习劳模精神； 三是指导学生从榜样的具体事迹中领悟他们的高尚精神和优良品质，在创新创业劳动实践中努力向榜样看齐，践行劳模精神
	5.3 工匠精神	工匠精神是“执着专注、精益求精、一丝不苟、追求卓越”的精神。 通过劳动教育，引导学生不仅要把工作当成职业，更要把工作当成事业，提高职业技能，精益求精，创新创造，把工作做到极致	挖掘整理与双创教育有关的工匠精神内容： 一是运用专业领域工匠事迹，开展案例教学，引导学生感悟工匠精神； 二是组织开展能工巧匠进校园活动，聆听工匠事迹，培养学生不断探索、精益求精的劳动态度； 三是通过实习实训、专业服务、社会实践等活动，把工作当事业，践行工匠精神
	5.4 创造精神	创造精神是辛勤劳作、精炼工艺、敢为人先、勇于创新的精神。 通过劳动教育，培养学生创新意识、创新思维，发扬创造精神，重视对新知识、新技术、新工艺、新方法的应用，在实践中善于发现问题，创造性地解决问题	挖掘整理与双创教育有关的创造精神内容： 一是开设劳动课程，引导学生领会劳动创造世界的道理，培育劳动创造意识；在专业课教学中，重视对本专业领域的新知识、新技术、新工艺、新方法的融入与应用，引导学生创新创造； 二是组织实习实训等实践活动，引导学生理论与实践相结合，提高综合创新素质； 三是组织开展各类学科技能竞赛，引导学生学习新知识，钻研新技术，运用新方法，创造新工艺，取得新成果

第二章

护理学专业“五育融合”课程双创教学方案

一、专业基本概况

护理学专业是以自然科学和社会科学理论为基础，研究维护、促进、恢复人类健康的护理理论、知识、技能以及其发展规律的综合性应用科学。

本专业适应我国医疗卫生事业发展需要，依托专业，德智体美劳“五育融合”，打造双创教育升级版，培养掌握护理学科的基本原理和基本知识，具有良好护理职业素养，掌握护理学及医学的基础理论、专业知识和基本技能，具备基本的临床护理工作能力，初步的教学能力、管理能力、科研能力，具有终身学习能力及创新创业意识，能在各级各类医疗卫生保健机构从事护理工作的“宽基础、精技能、重人文、善协作”德智体美劳全面发展的高素质应用型护理人才。

二、护理学专业“五育融合”双创教育核心内容

为实现创新精神、创业意识和创新创业能力的双创教育目标，结合专业培养定位，根据学校“五育融合”创新创业教育教数实施意见，本专业的教育教学活动包含以下五个方面内容。

（一）德育方面

护理学专业实施德育过程中，挖掘整理与双创教育有关的内容，包

括家国情怀、社会责任、诚信品质和敬业精神。引导学生确立中国特色社会主义的共同理想和坚定信念，树立报效祖国、服务人民的思想；学生能够承担护理工作者的社会责任，遵循护理伦理准则；培养优秀的诚信品质，推动护理行业的健康发展；培养爱岗敬业、创新创优的奋斗精神。

（二）智育方面

护理学专业实施智育过程中，挖掘整理与双创教育有关的内容，包括专业知识、专业技能、专业素养和双创素质。掌握解决护理问题所需的自然、社会科学知识、专业基本理论和基本知识；了解护理行业发展需求和职业岗位要求，提升学生适应经济社会发展的专业技能；熟练掌握护理学专业基本原理和基本技能，培养运用创新思维方式发现、解决实际护理工作中的较复杂问题的专业素养；深度融合护理学专业教育与创新创业教育，提高学生综合运用已有知识、技能和方法开展创新创业活动的素质。

（三）体育方面

护理学专业实施体育过程中，挖掘整理与双创教育有关的内容，包括坚强意志、拼搏精神、协作精神和竞争意识。根据护理学专业特点，举办各种体育活动，锻炼学生坚定信心、永不言败、坚韧不拔的顽强意志；培养学生不怕困难、百折不挠、勇往直前的拼搏精神；形成团队协作、相互配合、共同奋进的协作精神；树立奋力拼搏、勇往直前、不甘落后的竞争意识。

（四）美育方面

护理学专业实施美育过程中，挖掘整理与双创教育有关的内容，包括审美素养、人文素养、艺术素养和文化创意。培养学生的审美洞察力，以艺术的眼光审视护理工作中存在的美，在护理过程中体现美、创造美；秉承以人为本的理念，在护理教学内容中体现以人为对象、以人为中心的人文情怀。通过鉴赏医学、护理相关艺术作品、文学创作等，提升感受体验、鉴赏评价、创新创造等方面的艺术素养；通过参加“互联网＋”设计大赛、创新创业大赛等，激发学生文化创新创造意识。

（五）劳育方面

护理学专业实施劳育过程中，挖掘整理与双创教育有关的内容，包括劳动精神、劳模精神、工匠精神和创造精神。结合基础医学实验、护理学专业实训、临床护理实习、社会服务等，开展各类劳动实践活动，培养学生尊重劳动、崇尚劳动、热爱劳动、辛勤劳动的精神；通过学习、宣传护理领域的劳模事迹，引导学生树立和发扬劳模精神；通过护理实践、临床实习、专业服务等活动，践行工匠精神；通过顶岗实习、专项训练等实践活动，培养创造精神。

三、护理学专业“五育融合”课程双创教学要点

护理学专业“五育融合”课程双创教学要点及实施建议见表2－1。

表2－1　护理学专业“五育融合”课程双创教学要点及实施建议

一级指标	二级指标	内容要点	实施建议
1. 德育	1.1 家国情怀	立足护理学专业，引导学生确立中国特色社会主义的共同理想和坚定信念，适应国家健康事业创新驱动发展战略，树立报效祖国、服务人民的思想，增强责任感和使命感，激发学生“医之大者、为国为民”的家国情怀和使命担当	教师利用案例教学，讲授非典、“新冠”期间护士抗疫故事，引导学生牢记历史使命，树立中国特色社会主义共同理想，努力创新，为护理学专业添砖加瓦，为国家民族的伟大复兴而奋斗； 教师通过讲授巴桑邓珠、王琇瑛、林巧稚等护理前辈的光荣事迹，让学生领悟他们宅心仁厚的德行、尽心知性的修为、家国天下的情怀、忠恕任事的作风，培养学生专业自豪感和艰苦奋斗精神； 教师通过专题讲座，开展“四史”学习教育，歌颂伟大祖国所取得巨大成就，教育学生爱党、爱国、爱人民

续表

一级指标	二级指标	内容要点	实施建议
1. 德育	1.2 社会责任	立足护理学专业，养成良好的责任意识，树立正确的创新创业认知和社会责任感，让学生充分意识到护理工作在健康中国、民族振兴中的重要作用，事关国计民生，强化生命全周期护理服务意识和使命担当	教师将临床护理不良事件案例引入教学活动，组织学生分组讨论分析其对人民健康、生命安全造成的危害，对社会经济造成的损失，引导学生树立正确的伦理道德观和责任观，培养学生生命至上理念，树立高度社会责任感； 教师利用案例教学、启发式教学等方法，通过对林巧稚、王琇瑛等杰出医务工作者的典型案例进行剖析，引导学生明确护士的责任所在，探索实现社会责任的途径； 教师和临床带教老师通过实践教学，引导学生知悉自己身上的责任和护理职业背后的社会影响力，从而强化专业技能学习，在理论与实践中培养学生的社会责任感
	1.3 诚信品质	立足护理学专业，培养良好的诚信品质，加强护士诚信品质的构建，在确保护理质量的情况下严守慎独精神，在遵循行业底线的框架下发展护理行业，使护理领域向着越来越好的方向发展	教师在日常教学中，给学生贯彻“诚实守信、遵章守纪、严细慎实、持续改进”的行为准则，明确“诚实守信”是每个护士的基本准则，也是护理行业对国家和社会负责的最基本准则； 专业教师通过组织学生研讨《护士条例》《护理工作中的诚信建设》等文献资料，观看医疗护理题材电视剧《生死一线》《在一起》等，让学生意识到诚信品质是护士执业的必要条件； 专业教师及临床带教老师在实践教学中引入临床护理工作中与诚信品质相关典型案例，通过案例分析、小组讨论、角色扮演等方法，让学生意识到诚信品质在护理行业中的重要性，其对护理领域起到良性发展与促进的作用
	1.4 敬业精神	立足护理学专业，引导学生追求崇高的职业理想，培养爱岗敬业、创新创优的奋斗精神，永葆工作热情，培养恪尽职守、精益求精的工作态度，建立追求卓越的创造精神，树立病人至上的服务精神	教师以身示范，忠于教育事业，热爱从事专业，勤恳敬业、甘为人梯、乐于奉献，潜移默化影响学生，培养学生爱岗乐岗、无私奉献的精神； 教师通过组织学生观看《中国医生》《人间世》《生命时速》《非典十年祭》《第一线》《武汉日记2020》等系列视频，让学生用心感悟护理人共克时艰、百折不挠、创新创优的敬业精神； 通过顶岗实习，学习护士的立足岗位、勤勉职守、求实创新、精益求精的敬业精神

续表

一级指标	二级指标	内容要点	实施建议
2. 智育	2.1 专业知识	通过护理学专业教学，学生能够掌握解决护理问题所需的自然、社会科学知识、护理学专业基本理论和基本知识，激发好奇心、想象力，培养自主创新、独立解决护理问题的能力，为开展创新创业做好知识储备	结合护理学专业人才培养要求和课程特点，教师改革教育教学方法，创新教学手段。在传授护理学专业知识过程中，把学科发展和学术前沿、最新研究成果和实践经验融入课堂教学，强化学生对护理学专业新理论、新技术、新方法的精神追求，培养学生创新创业思维，激发创新创业灵感； 实行双导师制度，在校外行业导师和校内学业导师共同指导下，提高解决护理问题的能力，激励学生自主创新意识及实践能力，为今后创业做好铺垫
	2.2 专业技能	在护理学专业教学中，通过实验实训实习，学生能够具备基础护理学、健康评估、内科护理学、外科护理学、妇产科护理学、急救护理学、护理管理学等的专业技能，了解行业发展需求和职业岗位要求，适应护理行业科学技术的发展需求，为开展创新创业做好能力培养	充分利用医护实训中心，专业教师和实验教师开展课内实验、校内实训，强化实践教学，提升学生专业技能，引导学生勇于探索、锐意进取； 充分利用省级协同创新中心和创业孵化中心等科研平台，双创导师带领学生参加大学生创业训练计划项目、“互联网＋”大赛等，培养学生的创新创业意识，树立创业信心，提高创业能力； 深入推进院校合作，合作育人、合作就业、合作发展，实现合作共赢，建设一批集教育、培训及研究于一体的护理人才培养实践基地，形成双主体育人模式，强化学生专业技能
	2.3 专业素养	通过护理学专业教学，培养学生熟练掌握护理学的基本理论和基本知识，运用创新思维方式发现、解决实际护理中的较复杂问题；关注护理行业发展趋势，能够运用专业知识进行创新创业实践，具有开拓展职业范围的能力	教师在讲授专业知识中，激励学生进行学习革命，采用项目式教学，以项目为引导，培养学生自主学习能力和团结协作能力，拓展学习领域，扩大职业范围，探究行业新知识、新技术和新热点，提高学生运用专业知识和技能解决临床护理实际问题的能力； 构建“护理学科＋”的双创实践教学体系，强化第一课堂与第二课堂对接，引导学生积极参与开放性实验、科研项目等；双创导师通过鼓励学生参加护理学专业技能大赛、大学生学业与职业规划大赛等，让学生感受护理工作在专业理论和专业技术等方面的变革与创新，激发创新意识

续表

一级指标	二级指标	内容要点	实施建议
2. 智育	2.4 双创素质	通过护理学专业学习，以专业教育与创新创业教育深入融合为重点，强化专业知识，增强专业技能、丰富专业素养，培养学生综合运用已知的知识、技能和方法开展创新创业活动	教师参与优化课程体系，开设护理行业相关的创新创业课程，将双创教育融入护理学专业教育教学全过程，挖掘和充实各类专业课程的创新创业教育资源，培养学生双创素质； 搭建学科竞赛平台，在双创导师指导下，参加创新创业训练计划项目，开展科技创新、创业计划等专题竞赛，对学生创业项目孵化帮扶，强化双创素质； 充分利用大学科技园、创业孵化基地等校内外资源，开展大学生创新创业训练项目的遴选与立项工作，进行项目孵化； 学业导师开展学业全程指导、职业规划全程指导，实施学业跟踪帮扶等，提升学生双创素质
3. 体育	3.1 坚强意志	通过开设体育课程和专业类实践课程，组织各类体育活动项目、护理专业技能训练项目和竞赛等，培养学生为实现目标坚定信心、永不言败、坚韧不拔的顽强意志，面对护理学专业学习与实践过程中的挫折，具备攻坚克难的坚定意志与不屈不挠的顽强精神，激发不惧困难、开拓创新的恒心与毅力	在专业教学过程中，通过引入苏炳添、中国乒乓球队等优秀运动员顽强拼搏的故事以及非典、新冠肺炎疫情防控期间的典型案例，引导学生树立面对困难攻坚克难、不屈不挠的意志； 成立跳远、马拉松等俱乐部，体育教师和教练通过开展丰富多彩的体育活动，培养学生坚定信念、努力锻炼的顽强精神； 组织学生参加跳远、田径等竞争性赛事，在克服困难、不断挑战的比赛过程中，培养学生坚定信心、永不言败、顽强奋斗的意志； 通过以上措施，锻炼学生的坚强意志，进而激发学生开拓创新过程中坚韧不拔的毅力
	3.2 拼搏精神	通过开设体育课程，组织体育活动，讲授体育故事，引导学生坚持体育锻炼，克服惰性、挑战运动极限，培养学生不怕困难、百折不挠、勇往直前的精神品质，具备在护理实践中吃苦耐劳、拼搏进取的意志，激发学生运用护理学专业知识和技能，开展创新创业的信心和勇气	在专业教学过程中，教师通过体育故事，例如奥运冠军、体育名人的故事，引导学生养成不怕困难、迎难而上、奋力拼搏的精神； 成立长跑、短跑、竞走等俱乐部，体育教师和教练通过开展丰富多彩的体育活动，培养学生吃苦耐劳、勇于坚持、百折不挠的精神； 开展系列田径赛事，通过比赛培养学生勇敢顽强、机智果断、自强不息的品质； 通过以上措施，激发学生的拼搏精神，进而激励学生开展创新创业的勇气

续表

一级指标	二级指标	内容要点	实施建议
3. 体育	3.3 协作精神	通过组织学生参与团体性体育竞赛和活动，培养团队协作、相互配合、共同奋进的精神风貌，在复杂的护理实践中具备团队协作精神，激发学生运用护理学专业知识和技能，依靠团队力量开展协同创新的精神	在专业教学过程中，教师通过讲解中国女排精神、优秀护理团队案例等，培养学生团队意识； 成立篮球、足球、排球等俱乐部，体育教师和教练通过开展丰富多彩的体育活动，培养学生分工协作、相互配合，形成整体合力； 开展系列团体性体育竞赛，打乱班级组队作战，通过比赛培养学生集体荣誉感和协作精神； 通过以上措施，培养学生的协作精神，进而激发学生在创新创业中的合作意识
	3.4 竞争意识	通过开设体育课程，组织对抗类体育竞赛和活动，引导学生树立奋力拼搏、勇往直前、不甘落后的竞争意识，在护理学科竞赛中具备超越对手、争金夺银的竞争意识	在体育教学过程中，体育教师通过讲解对抗类体育项目，讲清依规竞争；在专业教学过程中，教师通过讲解护理竞赛案例，培养学生公平竞争、合法竞争意识； 成立乒乓球、羽毛球、网球等俱乐部，体育教师和教练通过开展丰富多彩的体育活动，培养学生依规竞争、合理竞争的意识； 举办乒乓球、羽毛球、网球等对抗性比赛，在比赛过程中，引导学生依规竞争； 通过以上措施，培养学生的竞争意识，进而鼓励学生参加护理学专业技能比赛、创新创业大赛、“互联网+”大赛等
4. 美育	4.1 审美素养	通过开设公共艺术课，挖掘护理学专业中美的元素，培养学生的审美洞察力、审美鉴别力、审美欣赏力，审视护理实践中存在的美，在实践过程中体现美、创造美，进而激励学生创新创造，通过课堂传授美、实践体验美、生活感知美、环境营造美，提升学生的审美意识、审美能力，塑造心灵美、语言美、行为美、学科美、专业美、课程美、知识美，在创新创业实践活动中善于发现美和创造美	在专业教学过程中，教师通过人体解剖图谱、微生物图谱等，引导学生发现护理中蕴含的形式美、均衡美、动态美、色彩美、和谐美及创新美，培养学生良好的审美意识和审美情趣； 教师组织学生参观省博物馆、省美术馆、省会大剧院，观赏全国大学生艺术展演，开展大学生科技文化艺术节等活动，深化审美体验，提升审美情趣，增强审美能力； 教师指导学生参加人体解剖图谱绘图大赛、“互联网+”等赛事。通过对设计方案的思考和对模型的精雕细琢，引导学生将抽象概念与护理实际相联系，培养学生的创新思维和实践动手能力，实现护理技术与护理艺术的协调统一

续表

一级指标	二级指标	内容要点	实施建议
4. 美育	4.2 人文素养	通过打牢护理学专业知识基础，挖掘其中的人文元素，培养学生秉承以人为本的护理理念，在护理教学内容中体现以人为对象、以人为中心，通过有温度的护理服务，创造优美、舒适的护理环境，提高学生人文素养和人文情怀，为创新创造提供人文素养积淀	通过教师课上讲解临床护理典型案例，体会护理服务中的人文情怀，感受护理工作的现代性与人文性； 教师组织学生利用暑期、周末等进入临床医院见习，直观感受临床护士为病人护理过程中“大爱无疆、厚德博爱”的人文美； 教师指导学生参加社会服务，下基层、进社区，培养学生保护环境和减少污染，为人们提供适用和高效的使用空间，与自然和谐共生的人文理念
	4.3 艺术素养	通过开设公共艺术课，同时挖掘护理学专业的艺术元素，培养学生的艺术素养，提升学生在护理专业中的艺术爱好、艺术理解、审美感知、艺术表现及创意实践等，进而丰富创新创造中的艺术内涵	公共艺术课程教师通过书法鉴赏、影视作品赏析等教学，分析讲授作品艺术内涵，培养学生艺术感知能力和艺术创作意识；专业课教师通过挖掘护理学专业中蕴含的艺术元素，提高学生艺术素养； 教师组织学生通过护理实践、社会服务感受“护理既是一门技术，更是一门艺术”，体会护理工作的艺术美、自然美、社会美； 双创导师指导学生参加职业规划大赛、“互联网+”大赛等，注重竞赛作品构思新颖，具有独特的闪光点和艺术表现力、艺术感染力，提高学生艺术创新创造能力
	4.4 文化创意	以护理学专业为核心，以护理学专业知识为基础，通过校内学科专业融合、校外医院文化融合等，培养学生的求同存异思维，激发学生创造意念，提高学生文化创意、创新、创业能力	教师在专业知识传授中，注重揭示护理学专业中的文化创造性理念和成果，启发学生的文化创意激情，建有形世界，筑无限梦想； 教师组织学生进行社会实践，临床护理见习、实习，引导学生体会护理工作过程中的中华文化特色和民族创新理念，激发学生创造意念； 双创导师指导学生参加“创青春”“挑战杯”“互联网+”等创新创业设计比赛，培养学生的探究、发现和创新能力，激发学生文化创新创造意识

续表

一级指标	二级指标	内容要点	实施建议
5. 劳育	5.1 劳动精神	通过劳动教育必修课程和护理学专业实习实训、社会实践、学科竞赛、创新创业等实践，注重学生劳动精神的培养，使学生形成马克思主义劳动观，牢固树立劳动最崇高、最光荣、最伟大、最美丽的观念，激励学生以辛勤劳动、诚实劳动、创造性劳动托举梦想、成就梦想	通过开设劳动教育必修课程，教师通过讲授马克思主义劳动观基本理论、习近平新时代中国特色社会主义思想对劳动教育的重要论述、新时代的劳动精神等内容，引导学生树立正确的劳动价值观； 专业教师指导学生在护理学专业实验实训、技能训练等实践活动中，培育学生劳动观念；教师组织指导学生参加校园义务劳动，养成劳动习惯；依托校外实训基地，护理行业专家指导学生护理实践，充实和扩大自己的知识面，培育劳动品质； 双创导师指导学生参加护理类学科技能竞赛等，培养学生勤俭奋斗、创新创业、甘于奉献的精神
	5.2 劳模精神	通过学习、宣传护理相关行业的劳模事迹，教育学生发扬劳模精神，养成劳动习惯，引导学生用劳动模范和先进工作者的崇高精神和高尚品格鞭策自己，爱岗敬业，艰苦奋斗，敢为人先，锐意进取，甘于奉献，激发创新创造活力	专业教师收集“护理行业劳模”“最美护士”等素材，组织学生观看医疗卫生护理行业代表性人物访谈的视频，讲解人物事迹，诠释劳模精神内涵，教育学生以劳模为榜样； 组织护理领域中劳动榜样人物进校园活动，开展“劳模大讲堂”，面对面学习劳模精神； 双创导师指导学生在创新创业劳动实践中努力向榜样看齐，践行劳模精神
	5.3 工匠精神	通过学习、宣传护理行业工匠事迹，培育学生“医者匠心”精神，用大国大医和高技能人才的精益、敬业、执着、创新精神激励自己，以南丁格尔精神为基石，用工匠精神规范护理实践，将二者内化于心，外化于行，不断提升护理能力	专业教师结合护理学专业内容，收集南丁格尔获得者、五一劳动奖章获得者、“最美护士”等的典型事迹案例，引导学生感悟工匠精神； 通过举办护理专家进校园活动以及护士节宣传周活动等，加大工匠精神宣传力度，培养学生不断探索、精益求精的劳动态度； 通过实习实训、专业服务、社会实践等活动，校内外指导教师引导学生把人体视为尚待雕刻的艺术品，把病人的健康视为艺术品的灵魂，培养“精益、敬业、执着、创新”的工匠精神； 通过以上措施，培养学生的工匠精神，进而鼓励学生在学科技能竞赛中发扬工匠精神

续表

一级指标	二级指标	内容要点	实施建议
5. 劳育	5.4 创造精神	通过开设劳动课程，培养学生创新意识、创新思维，发扬创造精神；在专业课程中，注重新知识、新技术、新工艺、新方法的应用，引导学生在实践中善于发现问题，创造性地解决问题	通过开设劳动课程，引导学生领会劳动创造世界的道理，培育劳动创造意识； 在专业课程中，专业教师注重将现代护理领域中的创新内容融入教学，通过翻转课堂、小组研讨等方式，引导学生学习新知识，钻研新技术，激发学生创新欲望； 在临床实习过程中，带教老师和护理行业专家等引导学生理论联系实际，拓展专业知识，学会塑造自己，锻炼动手实践能力和提高综合创新素质； 双创导师指导学生参加护理学专业技能大赛等学科技能竞赛，鼓励学生采用新技术、工具或方法解决临床护理领域的问题，激发学生智能护理技术的想象与创造力

分　论

第三章

"护理学导论"课程"五育融合"创新创业教育教学设计

一、课程基本情况

"护理学导论"是护理学专业的一门专业核心课程，是引导学生明确护理学的基础理论及学科框架，了解专业核心价值观及其发展趋势的课程，本课程共32学时，2学分。

通过本课程的学习，使学生了解护理学的发展历史、现状及趋势，熟悉护理学的相关理论，护理专业理论及模式、护理程序、护理人际关系与沟通、护理科学思维方法与临床护理决策等理论知识，树立以护理对象为中心的整体护理观念，初步具备评判性思维和解决临床实际问题的能力，能够应用护理程序为不同的护理对象实施整体护理，为基础护理学、内科护理学等专业课程学习奠定基础。

二、课程"五育融合"双创教育教学目标

本课程围绕护理学专业人才培养目标，结合教学内容，落实"五育融合"要求，在创新创业教育方面达到以下教学目标：

结合中国护理发展概况、南丁格尔生平及贡献、南丁格尔奖等教学内容，挖掘社会责任、敬业精神、家国情怀等双创要素，培养学生的社会责任

感、爱岗敬业的精神和为国为民的使命担当。

结合生命历程中的身心发展、奥瑞姆自理理论、现代护理学发展历程等教学内容，挖掘专业素养、双创素质等双创要素，强化专业知识，增强专业技能，丰富专业素养，不断提升学生双创素质。

结合压力学说及其在护理中的应用、南丁格尔奖、护理程序等教学内容，挖掘坚强意志、拼搏精神、协作精神等双创要素，塑造顽强拼搏、团结协作的意志和精神。

结合现代护理理念及其发展历程、需要与护理等教学内容，挖掘审美素养、人文素养等双创要素，激发学生创新灵感和创造活力。

结合中国护理发展概况、护理科学思维方法和决策等教学内容，挖掘劳动精神、工匠精神、创造精神等双创要素，提升创新创业精神和实践能力。

三、课程知识与“五育”中的双创要素

（一）模块一：护理理念与沿革

1. 现代护理学发展历程

现代护理学发展始于南丁格尔时期。南丁格尔因在克里米亚战争中做出的贡献而著名。克里米亚战争期间，南丁格尔根据战地医院实际情况，克服重重困难及阻碍，创新性地采取了一系列护理措施，使英国伤员的死亡率由42%降至2.2%，赢得了英国民众的尊重。不仅如此，南丁格尔根据战地医院中及后来临床实践的经验，创新性地提出了自己的护理环境理论，促进了现代护理学的发展。引导学生加强专业知识学习，为护理工作中开展创新做好知识储备。

2. 南丁格尔生平及贡献

南丁格尔是现代护理学、现代护理教育的创始人。南丁格尔从接触护理行业开始，兢兢业业、精益求精，将一生奉献给了护理事业。她创办了世界上第一所护士学校、著书立说创新性地提出了自己的护理环境理论、创建了

一整套护理制度、倡导人道主义精神，从她的经历及事迹中，我们看到了南丁格尔的奉献精神和她的创新精神，培养学生以南丁格尔精神为指引，以敬业、执着、创新精神激励自己，增强责任感和事业心；同时强化专业素养，不断提升护理能力。

3. 南丁格尔奖

护理前辈王桂英是第37届南丁格尔奖章获得者，王桂英从事护理工作60余年，曾在天津暴发霍乱时奋战七天七夜。她为中国护理教育积极奔走，不懈努力，作出突出贡献；她终生未婚，将一生奉献给了护理事业。南丁格尔奖获奖者的这种敬业精神和拼搏意志是值得同学们学习的。引导学生向护理前辈们学习，培育学生为国为民的社会责任感，塑造顽强拼搏的意志。

4. 中国护理发展概况

我国古代护理发展较早，但因为各种原因我国现代护理发展相对西方国家要落后几十年。新中国成立后中国的卫生事业有了很大的发展，护理事业得到了迅速的发展。特别是1978年至今，改革开放政策及人民健康要求的不断提高，护理学术活动活跃，促进了护理事业的蓬勃发展。2011年4月护理学从临床医学下的二级学科被评为一级学科，为中国护理事业的发展掀开了崭新的一页。从近年来中国卫生健康事业发展统计公报数据可以看出，我国护理事业近年来发展迅速，这离不开党和国家的领导和支持，离不开广大护理工作者的辛勤劳动。引导学生热爱党和祖国，教育学生学好学业，干好事业，报效祖国，服务人民，同时，培养学生的劳动精神。

5. 护理专业工作范畴和专业护士角色

护理工作根据工作场所不同可以划分为医院护理、社区护理、护理教育、护理科研、护理管理等。随着护理专业的不断发展，专业护士的角色越来越多，可以是护理者、决策者、计划者、沟通者、管理者、协调者、促进康复者、教育者、咨询者、代言人与保护者、研究者及著作者、权威者等。视频“护士的一天”让学生了解护士工作的辛苦，学习护士任劳任怨、甘于奉献的精神，培养学生恪尽职守、精益求精、兢兢业业的敬业精神，强化学生专业素养。视频“网约护士”使学生意识到护理工作范畴及工作岗位是丰富多样的，护士就业渠道具有创新性和多样性，引导学生对开辟新工作岗位产生兴趣和自信心，鼓励学生广泛学习新知识，运用新方法，理论与实践相结合，提高综合创新素质，发扬创造精神。

6. 现代护理理念及其发展历程

护理理念是护士对护理专业的信念及其所认同的价值观。护理专业的核心理念包括：护理是一门助人的专业；护理是一门科学，也是一门艺术；护理的核心是健康照顾；护理为个人、家庭、团体及社会提供服务；人是生理、心理、社会、精神、文化的统一体；每个人都是一个完整的、独特的个体；人与环境持续互动，在互动过程中维持个体的平衡；每个人都应该对自己的健康负责；每个人都有权利接受健康照顾。通过学习，使学生能深刻理解现代护理理念，进一步理解护士是爱与美的化身，具备心灵美、语言美、行为美；护理是科学与艺术的结合。护士通过自己的专业知识、专业技能、沟通交流、人文关怀等各项能力，使千差万别的病人都能达到治疗和康复需要的最佳身心状态，这本身就是一项精细的艺术。通过本部分教学培养学生审美素养，提升学生人文素养。

7. 奥瑞姆自理理论

奥瑞姆是国际著名的护理理论家。奥瑞姆的一生护理经历十分丰富，曾先后担任过临床护士、护理管理者、教育者、咨询者和研究者等角色，她在护理多个领域的经验和经历为其发展护理理论打下坚实的基础。奥瑞姆在她的护理过程中，始终在思考两个问题：什么是护理？人为什么需要护理？在她不断地思考和实践过程中，最终形成了她的护理理论——自理理论。通过分析奥瑞姆提出自理理论的前因后果，引导学生工作中勤思考，运用创新思维发现、解决护理实践中的较复杂问题；提升专业素养，能够运用专业知识进行创新实践。

（二）模块二：护理相关理论

1. 需要与护理

作为一名优秀的护士，不仅要满足病人生理上的需要，还要更多地关注病人心理上的需要，只有这样才能为病人提供更优质、更全面的关怀照顾。一张医务人员护送87岁危重病人做CT途中停下欣赏夕阳的照片折射出深切的人文关怀，护士的用心体现了对病人的理解、尊重和关爱。通过让学生欣赏美好的一瞬，提高学生发现美、感受美的审美素养，引导学生遵循人文精神，树立以人为中心的理念，崇尚人文关怀。

2. 马斯洛人类基本需要层次论

马斯洛将人的需要分为七个层次两个水平，按其重要性和发生的先后顺序，由低到高依次为生理需要、安全需要、爱与归属需要、尊重需要、求知需要、审美需要和自我实现需要。通过学习使学生理解马斯洛人类基本需要层次论在护理实践中应用的意义。马斯洛一生曲折，即便如此，在其晚年他又对自己的需要论进行了补充和完善，引导学生面对挫折时要有攻坚克难的坚定意志与不屈不挠的顽强精神，激发不惧困难开拓创新的恒心与毅力。

3. 文化背景对护理的影响

文化作为人类社会的现实存在，具有与人类同样长久的历史，人类社会生活的各个方面，都可以归纳为各种文化现象。学生理解文化对个体健康的影响，有助于预测并满足护理对象的文化需求，维护并促进护理对象的健康理解文化与护理的关系，明确不同文化背景病人的需要，以便准确地理解病人的各种行为，达到满足病人文化需求个性化的目的。培养学生的人文素养，强化学生专业素养。

4. 生命历程中的身心发展

生长与发展是人在整个生命周期中必然经历的一个持续变化过程。了解生长与发展的基本概念、一般规律及影响因素，有利于护士正确评估护理对象的发展水平，促进护理对象正常的成长发展。印度“狼孩”的故事告诉我们，从出生到上小学这一阶段对人的身心发展极为重要，错过这个关键期会给人的心理带来无法挽回的损失，学习和了解个体生命过程中各个发展阶段的特点和需求，以提供适合护理对象所处阶段的整体性护理。课后布置小组任务，学习本节课内容后，由小组成员一起策划并模拟创办早教机构或养老院，针对不同年龄段的护理对象可能出现的问题提出具体的解决方案，以此强化专业知识，增强专业技能、丰富专业素养，不断提升学生双创素质。

5. 压力学说及其在护理中的应用

因病人角色与护士角色被赋有各自独特的压力源，可为病人和护士带来更为复杂的压力反应。学习有关压力的理论及知识，可以帮助病人及护士正确认识压力，积极应对压力，并科学管理压力。引导学生思考个体遇到压力源采取何种应对方法，在学好专业的同时，也要培养在困难面前直面挫折、勇往直前的精神品质。引导学生无论面对何种环境，遇到何种困难，都能意志坚强，不屈不挠。

（三）模块三：护理对象与方法

1. 护理程序

护理程序是一种有计划、系统而科学的护理工作方法，目的是确认和解决服务对象对现存或潜在健康问题的反应。护理程序包括全面评估及分析护理对象生理、心理、社会、精神、文化等方面的需要，根据需要制订并实施相应的护理计划、评价其护理效果，从而使护理对象得到完整的、适应个体需要的护理。护理程序体现了护理专业的独立性和科学性，为护理学科的发展奠定了基础。护理程序有助于引导护士在工作中做出有效判断，确认护理对象现存或潜在的健康问题，制订符合护理对象需求的护理计划，合理安排护理活动，并通过其健康状况的改变确定是否有效。通过应用护理程序解决临床实际问题，培养学生形成良好的思维方式。在此过程中运用专业知识和技能，注重团队协作，渗透人文精神，提升学生人文素养，强化学生专业素养，培养学生团结协作的精神。

2. 护理科学思维方法和决策

护理评判性思维是临床实践中常用的科学思维，是一个不断主动思考的过程。评判性思维有助于护士对各种护理问题进行正确的判断、反思、推理及决策，能够显著提高工作的科学性、合理性及实效性，促进护理专业向科学化方向发展。护士发明的“护理神器”，让学生认识到正是护士在临床工作中，依靠过硬的专业素养，秉持“执着专注、精益求精、一丝不苟、追求卓越”的工匠精神和创造精神，才有了今天更先进的护理材料、设备。

培养学生在学习工作中，能善于思考和反思，形成护理评判性思维，提升创新创业精神和实践能力。

3. 护患沟通

护患沟通是护士与病人之间的信息交流及相互作用的过程。所交流的信息与病人的护理及康复直接或间接相关，同时也包括双方的思想、感情、愿望及要求等多方面的沟通，有效的护患沟通有助于建立良好的护患关系，有助于病人的健康。博专兼备的护理知识以及娴熟的护理技术是取得病人信任的基础，因此，护士应加强对自身业务素质的培养，在满足病人护理需求的前提下，进一步满足病人对沟通的需求。培养学生的沟通能力，以满足不同病人在不同背景下的沟通需要，保证安全有效的专业实践，实践中注重人文关怀。以此培养学生的人文素养，强化专业素养。

4. 临终关怀相关理论

每个人都会面临生老病死，死亡是人的自然回归，临终是生命结束前的必经之路，但对人类而言无论如何都是一件重要而痛苦的事，因为它不仅意味着与亲人、家庭及整个社会的永久分离，而且在临终过程中人们会遇到难以想象的痛苦与折磨。护士只有理解临终病人的希望与失望、悲哀与丧失等心理，才能做好临终关怀。通过学习帮助学生树立正确的生死观，对临终病人进行护理时注重人文关怀，培养学生仁爱、尊重、同理的人文素养。

四、课程“五育融合”双创教育教学实施路径

“护理学导论”课程“五育融合”双创教育教学实施路径见表3-1。

表 3 - 1　“护理学导论”课程“五育融合”双创教育教学实施路径

课程模块	课程内容	双创要素	教学素材	教学实施建议	考核评价	备注
模块一：护理理念与沿革	现代护理学发展历程	2.1 专业知识	材料：克里米亚战争	学生阅读克里米亚战争的材料，分组讨论克里米亚战争中伤亡率高的原因，教师讲解南丁格尔克服重重困难及阻碍，创新性地采取了一系列降低伤亡率的措施，并根据战地医院的经验，创新性地提出了护理环境理论。引导学生加强专业知识学习，为护理工作中开展创新做好知识储备	小组讨论（1）： 小组讨论分析克里米亚战争中伤亡率高的原因，并给出护理措施。组长汇报，根据小组讨论评分表（见表 3 - 3）进行评分。重点考查学生的专业知识	创新精神
	南丁格尔生平及贡献	1.4 敬业精神 2.3 专业素养	视频：南丁格尔传	观看视频《南丁格尔传》，了解南丁格尔的生平故事，通过小组讨论总结南丁格尔的贡献，南丁格尔将一生奉献给了护理事业，是现代护理学、现代护理教育的创始人。培养学生以南丁格尔精神为指引，以敬业、执着、创新精神激励自己，增强责任感和事业心，同时强化专业素养，不断提升护理能力	小组讨论（2）： 观看视频后通过小组讨论总结南丁格尔的贡献，组长汇报，根据小组讨论评分表（见表 3 - 3）进行评分。重点考查学生的专业素养和敬业精神	创新精神
	南丁格尔奖	1.2 社会责任 3.2 拼搏精神	案例：南丁格尔奖章获得者王桂英的典型事迹	通过护理前辈王桂英的事迹引入南丁格尔奖，介绍南丁格尔奖章的由来及获奖条件，由学生分组查阅资料并分享南丁格尔奖获奖者的典型事迹，引导学生向护理前辈们学习，培育学生为国为民的社会责任感，塑造顽强拼搏的意志	小组讨论（3）： 通过小组讨论后个人撰写讨论报告，根据小组讨论评分表（见表 3 - 4）进行评分。重点考查学生的社会责任感和拼搏精神	

续表

课程模块	课程内容	双创要素	教学素材	教学实施建议	考核评价	备注
模块一：护理理念与沿革	中国护理发展概况	1.1 家国情怀 5.1 劳动精神	材料：我国卫生健康事业发展统计公报	通过材料导入，展示近年来我国卫生健康事业发展统计公报数据，讲授中国护理的发展概况。从各项数据可以看出，我国护理事业近年来发展迅速，这离不开党和国家的领导和支持，离不开广大护理工作者的辛勤劳动。引导学生认同、热爱党和祖国，教育学生学好学业，干好事业，报效祖国，服务人民，培养学生的劳动精神	课后作业（1）： 根据材料撰写心得体会，根据课后作业评分表（见表3－7）进行评分。重点考查学生的家国情怀和劳动精神	
	护理专业工作范畴和专业护士角色	1.4 敬业精神 5.4 创造精神	视频1：护士的一天 视频2：“互联网＋”护理服务——网约护士	通过观看视频，进行小组讨论，学生总结护士一天的工作内容，明确护理专业的工作范畴，分析护士的角色。培养学生恪尽职守、兢兢业业的敬业精神。通过视频了解护士就业渠道的创新性和多样性，引导学生对开辟新工作岗位产生兴趣和自信心，鼓励学生广泛学习新知识，运用新方法，理论与实践相结合，提高综合创新素质，发扬创造精神	小组讨论（4）： 围绕视频进行小组讨论，组长汇报，根据小组讨论评分表（见表3－3）进行评分。重点考查学生的敬业精神和创造精神	双创能力
	现代护理理念及其发展历程	4.1 审美素养 4.2 人文素养	视频：白衣天使的含义、典故及使用举例	通过观看视频了解白衣天使的由来，使学生能通过阅读和讨论，深刻理解现代护理理念，进一步理解护士是爱与美的化身，具备心灵美、语言美、行为美。护理是科学与艺术的结合，护士通过自己的沟通交流、人文关怀等各项能力，使千差万别的病人都能达到最佳身心状态，这本身就是一项精细的艺术。通过学习培养学生审美素养，提升学生人文素养	课后作业（2）： 根据视频撰写心得体会，根据课后作业评分表（见表3－7）进行评分。重点考查学生的审美素养和人文素养	

续表

课程模块	课程内容	双创要素	教学素材	教学实施建议	考核评价	备注
模块一：护理理念与沿革	奥瑞姆自理理论	2.3 专业素养	案例：奥瑞姆的护理生涯	学生查阅奥瑞姆相关资料，了解奥瑞姆丰富的护理职业生涯，通过小组讨论法，分析奥瑞姆提出自理理论的前因后果，引导学生工作中勤思考，运用创新思维方式发现、解决护理实践中的较复杂问题；不断提升专业素养，能够运用专业知识进行创新实践	小组讨论（5）： 通过小组讨论，小组撰写讨论报告，根据小组讨论评分表（见表3－5）进行评分。重点考查学生的专业素养	创新精神
模块二：护理相关理论	需要与护理	4.1 审美素养 4.2 人文素养	案例：暖心！医护人员陪病人看夕阳	学生观看新闻报道，就观看感受进行小组讨论，教师就学生讨论结果进行总结，讲授人的基本需要。报道中医护人员陪病人看夕阳的照片，折射出深切的人文关怀，护士的用心体现了对病人的理解、尊重和关爱。通过让学生欣赏美好的一瞬，提高学生发现美、感受美的审美素养，引导学生遵循人文精神，树立以人为中心的理念，崇尚人文关怀	小组讨论（6）： 通过小组讨论后个人撰写讨论报告，根据小组讨论评分表（见表3－4）进行评分。重点考查学生的审美素养和人文关怀理念	
	马斯洛人类基本需要层次论	3.1 坚强意志	案例：马斯洛的一生	学生阅读案例，了解马斯洛曲折的一生，通过小组讨论，总结马斯洛的成就，分析总结马斯洛人类基本需要层次论的内容及在护理中的应用，教师就学生讨论结果进行总结。引导学生面对挫折时具备攻坚克难的坚定意志与不屈不挠的顽强精神，激发不惧困难、开拓创新的恒心与毅力	小组讨论（7）： 通过小组讨论后得出主要观点，组长汇报，根据小组讨论评分表（见表3－3）进行评分。重点考查学生的坚强意志	创新精神

续表

课程模块	课程内容	双创要素	教学素材	教学实施建议	考核评价	备注
模块二：护理相关理论	文化背景对护理的影响	2.3 专业素养 4.2 人文素养	问题：临床护理工作中可能出现哪些文化差异？	通过课前提出问题，引导学生课前查阅资料，了解临床护理工作中可能会出现哪些文化差异问题，课中以小组为单位展示学习成果。让学生掌握有关文化的内容以及文化与护理的关系，明确不同文化背景病人的需要，以便准确地理解病人的各种行为，达到满足病人文化需求个性化的目的，培养学生的人文素养，强化学生专业素养	小组讨论（8）： 通过小组讨论，小组撰写讨论报告，根据小组讨论评分表（见表3－5）进行评分。重点考查学生的专业素养和人文关怀素养	创新精神
	生命历程中的身心发展	2.4 双创素质	案例：“狼孩”的故事	采用案例教学，就案例中“狼孩”被送到孤儿院不久后去世原因展开讨论，教师就学生讨论的结果进行总结。学习和了解个体生命过程中各个发展阶段的特点和需求，以提供适合护理对象所处阶段的整体性护理。课后布置小组任务，学习本节课内容后，由小组成员一起策划模拟创办早教机构或养老院，针对不同年龄段的护理对象可能出现的问题提出具体的解决方案，以此强化专业知识，增强专业技能、丰富专业素养，不断提升学生双创素质	课后作业（3）： 布置小组任务：早教机构或养老院的策划创意。根据课后作业评分表（见表3－7）进行评分。重点考查学生的双创素质	双创能力
	压力学说及其在护理中的应用	3.1 坚强意志	案例：25 小时护士的一天	通过案例了解护士的工作内容及承受的身心压力，进行小组讨论。分析引起压力的原因和应对压力的方法。引导学生在今后学习和工作中，无论面对何种环境，遇到何种困难，都能意志坚强，不屈不挠	课后作业（4）： 围绕案例撰写心得体会，根据课后作业评分表（见表3－7）进行评分。重点考查学生意志坚强的品质	

续表

课程模块	课程内容	双创要素	教学素材	教学实施建议	考核评价	备注
模块三：护理对象与方法	护理程序	2.3 专业素养 3.3 协作精神 4.2 人文素养	案例：三名急诊病人如下：突发上腹部剧痛伴呕吐；发热并伴有呼吸困难和口唇发绀；因遭遇流氓抢劫受外伤和惊吓	通过案例分析、情景模拟、角色扮演等方法，分析急诊案例，通过小组讨论，分析判断病人的护理问题并给予相应的护理措施解决病人的护理问题。培养学生形成良好的思维方法。整个情景模拟过程中运用专业知识和技能，注重团队协作，渗透人文精神，提升学生人文素养，强化学生专业素养，培养学生团结协作的精神	课堂测验（1）： 围绕案例发布课堂测验，根据课堂测验评分表（见表3－6）进行评分。重点考查学生的专业素养、协作精神和人文关怀意识	
	护理科学思维方法和决策	2.3 专业素养 5.3 工匠精神 5.4 创造精神	视频：护士发明的“护理神器” 资料：压疮治疗方法的进展、尿管的改进、静脉采血针的发明等	学生观看视频“护士发明的护理神器”，收集关于临床护理方法、护理器械和材料改进情况的资料，通过小组讨论，分析改进后相对于改进前的优势，探讨改进的原因和契机，使学生认识到，只有凭借过硬的专业素养，秉持精益求精的工匠精神，具备创造意识，才能促进护理工作不断进步。引导学生勤于思考、善于反思，形成护理评判性思维，培养创新精神	小组讨论（9）： 通过小组讨论后得出主要观点，组长汇报，根据小组讨论评分表（见表3－3）进行评分。重点考查学生的科学思维、工匠精神和创造意识	创新精神

续表

课程模块	课程内容	双创要素	教学素材	教学实施建议	考核评价	备注
模块三：护理对象与方法	护患沟通	2.3 专业素养 4.2 人文素养	问题：如何培养良好的护患关系？ 案例：某19岁女孩，患颅底脑膜瘤，处于抑郁状态，护士应如何做？	提出问题引发学生思考，通过情景模拟、分组角色扮演等方法完成案例分析，通过小组讨论，分析临床护理工作中与护理对象沟通的技巧，使学生意识到专业知识和技能的重要性，提升专业素养，培养耐心、细心的人文素养	课堂测验（2）： 围绕案例发布课堂测验，根据课堂测验评分表（见表3-6）进行评分。重点考查学生的专业素养和人文素养	
	临终关怀相关理论	4.2 人文素养	问题：如何让每个病人带着微笑，有尊严地离开这个世界？ 材料：临终关怀相关文章	提出问题“如何让每个病人带着微笑，有尊严地离开这个世界”，引发学生思考。通过阅读临终关怀相关文章，进行小组讨论“面对生死将如何选择?”，了解临终关怀，了解临终病人心理活动。帮助学生树立正确的生死观，对临终病人进行护理时注重人文关怀，培养学生仁爱、尊重、同理的人文素养	小组讨论（10）： 通过小组讨论后个人撰写讨论报告，根据小组讨论评分表（见表3-4）进行评分。重点考查学生对生命和死亡的认知及人文关怀素养	

五、考核评价

根据“护理学导论”课程“五育融合”双创教育教学实施路径中考核评价栏目规定的考核方式，过程性评价与终结性评价相结合，采用多元化考核评价方式，注重学生创新精神、创业意识和创新创业能力评价。

（一）评价形式

评价形式如表 3 –2 所示。

表 3 –2　　评价形式表

评价形式	小组讨论	课堂测验	课后作业
数量	10	2	4
占比（%）	50	20	30

（二）评价标准

1. 小组讨论

方式一：小组讨论，组长汇报（见表 3 –3）。组内学生自评占 20%，学生互评 30%；全体学生评价组长汇报情况 20%；教师评价组长汇报情况占 30%。组长汇报成绩作为小组成员成绩。适用于小组讨论（1）（2）（4）（7）（9）。

表 3 –3　　小组讨论评分表（1）

项目	主题突出	时间控制	仪表仪容	应变能力	回答问题	备注
权重	0. 3	0. 1	0. 1	0. 2	0. 3	

方式二：小组讨论，个人撰写讨论报告。组内学生自评占 30%，学生互评 40%，教师评价学生撰写报告情况占 30%。适用于小组讨论（3）（6）（10）（见表 3 –4）。

表 3－4　　小组讨论评分表（2）

项目	逻辑分析	沟通能力	人际合作	举止与仪表	组织协调	备注
权重	0.3	0.3	0.1	0.1	0.2	

方式三：小组讨论，小组撰写讨论报告。组内学生自评占 30%，学生互评占 40%，教师评价小组报告撰写情况占 30%。小组报告成绩作为小组成员成绩。适用于小组讨论（5）（8）（见表 3－5）。

表 3－5　　小组讨论评分表（3）

项目	主题突出	时间控制	仪表仪容	应变能力	回答问题	备注
权重	0.3	0.1	0.1	0.2	0.3	

2. 课堂测验

本课程过程性评价中，课堂测验共 2 个，每份课堂作业满分 100 分，通过“学习通”记录学生成绩。课堂测验包括专业知识测试题和开放型测试题，专业知识测试题中客观题由“学习通”自动评判，主观题和开放型试题由教师评价，考查学生的作答是否情感、思想健康，符合题意，是否有深刻、丰富的内涵，是否有创新，开放型试题旨在激发学生自我表达能力和想象力，培养创新型人才。适用于课堂测验（1）（2）（见表 3－6）。

表 3－6　　课堂测验评分表

项目	测验完成	知识掌握	知识运用	价值正向	备注
权重	0.2	0.2	0.3	0.3	

3. 课后作业

本课程过程性评价中，课后作业共 4 个，根据考核内容分为报告式作业，主要考查学生是否能够根据要求查阅资料、内容和材料是否翔实、是否能够将相关专业知识及理论联系，适用于课后作业（1）（2）（4）；论文式作业主要考查学生是否能综合分析问题、条理是否清晰、解决问题的方法是否有创新性，适用于课后作业（3）。课后作业根据学生完成情况由任课教师综合评定（见表3－7）。

表3－7　　课后作业评分表

项目	作业完成	知识掌握	知识运用	价值领悟	备注
权重	0.2	0.2	0.2	0.4	

4. 终结性评价标准

围绕“五育融合”课程创新创业教育目标，组织终结性评价包含期中考试和期末考试两类，采取百分制计分，期中考试占比15%，期末考试占比25%，采取纸笔作答。试题形式和内容突出基础性、综合性、应用性和创新性，通过设计开放型、探究型试题以及非标准答案的试题，在考查专业知识的基础上，引导学生多角度认识问题，鼓励学生主动思考、发散思维，考查和培养学生的探究意识和独立思考、创新能力。

（三）评价结果计算

根据《“五育融合”大学生创新创业指数综合测评办法》，计算“五育融合”课程创新创业基础指标达成度和学生创新创业基础指标达成度。

（四）评价结果使用

教师针对达成度低的分项指标进行全面分析，从教学目标设计、教学方法使用、教学环境创设、教学活动组织、学生学情等方面撰写教学反思，优化教学设计，持续改进教学，提高课程教学质量。

围绕学生个体达成度低的分项指标进行系统分析，从学生学习态度、学习习惯、学习方式等方面分析存在原因，对学生进行个性化辅导，引导学生增强创新精神，树立创业意识，提高创新创业能力。

第四章

“基础护理学”课程“五育融合”创新创业教育教学设计

一、课程基本情况

“基础护理学”是护理学专业的一门专业核心课程，是研究护理学专业基本理论、基本知识、基本技能的课程，是一门理论与实践并重的课程，同时也是护士、助产士等职业岗位培训、考试的核心内容。共128学时，8学分。

通过本课程的学习，使学生掌握生活护理、无菌与隔离技术、插管技术、药疗技术等临床护理工作中常用护理技术，提高学生对出入院护理、住院环境、生活护理、对症处理、药疗技术、危重病人护理等护理学基本知识的理解和认识，初步具备运用护理程序解决健康问题的能力，基本具备运用评判性思维独立分析问题、解决问题的能力，为日后护理专业学习和职业生涯发展奠定坚实的专业信念、知识和技能基础。

二、课程“五育融合”双创教育教学目标

本课程围绕护理学专业人才培养目标，结合教学内容，落实“五育融合”要求，在创新创业教育方面达到以下教学目标：

（1）结合头发护理、护理级别、铺备用床等教学内容，挖掘家国情怀、社会责任、敬业精神元素，培养学生为国为民、服务社会及精益求精的敬业

精神。

（2）结合保护具的使用、冷疗法、导尿术等教学内容，挖掘专业素养元素，提升学生专业素养，强化专业知识，培养专业技能。

（3）结合卧位、关节活动度练习、洗胃法等教学内容，挖掘协作精神、坚强意志元素，塑造团结协作的意识及坚强的意志品质。

（4）结合血压的测量、药液抽吸、无痛肌内注射技术等教学内容，挖掘人文素养、文化创意元素，培养学生形成以人为中心的护理理念，激发学生创新灵感和创造活力。

（5）结合尿潴留病人的护理、头发护理、青霉素概述等教学内容，挖掘工匠精神、创造精神、劳动精神等元素，培育学生“医者匠心”的工匠精神，提升创新创业精神和实践能力。

三、课程知识与“五育”中的双创要素

（一）模块一：医院环境

1. 保护具的使用

保护具是针对病人的安全，所使用的用来限制病人身体某部位的活动，以达到维护病人安全与治疗效果的各种器具。临床护理工作中，针对小儿病人、坠床发生概率高者、某些眼科特殊手术者需要正确使用保护具。通过学习，使学生掌握保护具使用方法，引导学生在临床护理工作中能根据病人情况采取适宜的保护具，培养专业素养，结合保护器具发展，激励学生自主创新和开发新产品的意识及实践能力，培养学生的双创素质。

2. 护士职业防护

护士主要的工作场所是医院，而医院病人集中、病原体聚集，护士在履行救死扶伤的职责时，潜在的职业危害日渐突出，特别是在传染病科室，护士时刻面临职业有害因素，身心健康会受到不同程度的直接或间接影响。因此，护士应能辨别职业损伤的危险因素，并采取积极、科学的防范措施，自觉做好职业防护，保障自身职业安全。通过学习，使学生意识到职业防护的重要性，要求学生分组收集传染病防治中先进事迹新闻报道，进行分享，让

学生深刻体会到职业防护的重要性及护理人员的奉献精神，培养其专业素养及服务社会的奉献精神。

3. 医院感染的原因

医院感染的发生与个体自身的免疫功能状况、现代诊疗技术的应用和医院环境等因素密切相关。南丁格尔曾说过“最重要的，医院不能给病人带来伤害”，若病人在住院期间发生感染，势必会增加病人的痛苦及医务人员工作量，降低病床周转率，还给病人及社会造成重大的经济损失。护士是临床护理工作的具体执行者，在工作中应严格遵守无菌原则及隔离制度，防止医院感染的发生。通过学习，引导学生思考医院感染控制效果与护士的职业道德和责任心有密切而必然的联系，从而提升学生的专业素养。

4. 隔离技术

隔离技术，是将传染源和高度易感人群安置在指定地点和特殊环境中，暂时避免和周围人群接触，防止病原微生物在病人、工作人员及媒介物中扩散。隔离技术是预防医院感染的重要措施之一，在隔离工作中护理人员应自觉遵守隔离制度，认真执行隔离技术，同时应加强隔离知识教育，使出入医院的所有人员理解隔离的意义并能主动配合隔离工作。护理人员在隔离技术的实施及医院感染的预防中发挥了举足轻重的作用，特别是传染病流行期间，医护人员为了人民群众的生命安全，坚守工作岗位、舍生忘死、无私奉献。隔离技术实施时，会借助不同的防护用具，防护用具自开始使用到目前临床使用器具，经历了革新发展，通过学习隔离器械的更新，培养学生社会责任感和双创素质。

（二）模块二：出入院护理

1. 护理级别

分级护理是根据对病人病情的轻、重、缓、急及病人自理能力的评估，给予不同级别的护理，可分为特级护理、一级护理、二级护理、三级护理，每个级别的护理巡视病人的时间要求不同，要求护理人员工作中能够根据要求按时巡视、护理病人，观察并记录病人病情变化，给予适宜的护理措施。通过学习护理级别相关知识，护理人员能够根据病人实际情况为其提供相应级别护理，实施过程中勤勉职守、尽职尽责，增强责任感，同时在为病人实施护理时应真正体现以病人为中心，培养其敬业精神。

2. 铺备用床

铺备用床目的是保持病室清洁，准备迎接新病人。床面整洁、平整是促进病人舒适、预防压疮的重要措施。护理人员工作中要为新入院病人准备备用床，铺床过程中要遵循节力原则，姿势正确，层次分明、动作轻巧平稳。铺好的床要舒适、安全、实用、耐用。通过学习铺备用床相关知识，要求学生掌握此项专业技能，引导学生思考人体力学在护理工作中的运用和节力原则的相关技巧，希望同学们在以后的学习中多思考、多练习，培养吃苦耐劳的敬业精神。

3. 卧位

不同的姿势和卧位是引起身体不适的原因之一。适当地安置病人，维持正确的姿势和卧位，不仅可以使病人感到舒适，还可以预防长期卧床造成的各种并发症。因此在临床护理工作中，护理人员应根据病人的病情为其安置适宜的卧位，安置卧位过程中，动作要轻柔，体现爱伤观念，培养人文素质，强化专业素质；为病人安置卧位时，团队成员协作进行，培养学生协作精神。

4. 体温计的种类

正确测量体温能够监测体温变化，分析热型及伴随症状，协助诊断，为预防、治疗、康复和护理提供依据。测量体温时使用的体温计最早由伽利略于16世纪发明，从体温计问世至今，人们先后发明并改进了形式多样的体温计，如水银体温计、电子体温计、红外线体温计（额温计、耳温计）等，科技赋能医疗发展，技术推动健康进步。通过学习，培养学生双创素质、专业素养。

5. 血压的测量

血压测量是临床常用护理技能。教师通过视频“值得托付生命的人”导入，讲授原北京军区总院华医生每次用到听诊器给病人测血压时，都会有一个习惯动作，把听诊器在手中温热一会儿，再接触病人，以免冰凉的胸件让患者感到不舒服。这虽然是一件微不足道的小事儿，但正是千万件这样的小事堆起了华医生在病人心中的高大形象，引导学生掌握此项专业技能，同时在血压测量时动作要轻柔，注意保护病人隐私，体现以病人为中心的原则，树立以人为中心的理念，培养学生的专业素养及人文素养。

6. 体温单的绘制

体温单的绘制是将测量体温、脉搏、呼吸和血压等所获结果，按要求记录、绘制于体温单上，将其置于病历首页，便于查阅。临床护理工作中，护理人员要耐心、细致地收集资料，防止遗漏；收集资料时要语言柔和，动作轻柔，保护病人隐私，为不同病人收集资料时，要分析收集资料方法的差异，应用适宜的方法收集资料，确保收集资料的准确性，培养学生科学严谨的工作态度及专业素养。通过分享目前临床使用电子体温单的绘制等专业知识，使学生了解基础护理技术的更新迭代所需素养，培养学生勇于创新的创造精神。

7. 病区交班报告的书写

病区交班报告是由值班护士书写的书面交班报告，其内容为值班期间病区的情况及病人病情的动态变化。通过阅读病区交班报告，接班护士可全面掌握整个病区的病人情况、明确需继续观察的问题和实施的护理措施。撰写交班报告时，应全面真实、简明扼要、重点突出，符合交班报告书写范式及规定。通过学习病区交班报告的书写，启发学生的规则意识，培养专业素养；结合电子交班报告，引导学生感悟基础护理技术的进步所需精益、敬业、执着、创新精神，培养工匠精神。

（三）模块三：生活护理

1. 头发护理

关爱病人，做好病人清洁护理是护理工作者应具备的职业素养。通过讲解头发护理的重要性及方法，引导学生为病人实施头发护理时应动作轻柔，不怕苦、不怕累，培养专业素养及吃苦耐劳的劳动精神。学生查阅资料、分组讨论，选取一位我国南丁格尔奖章获得者事迹进行分享，引导学生以我国护理学界楷模为榜样，树立民族自豪感，培养学生的家国情怀。

2. 口腔护理

自 2011 年护理学成为一级学科后，护理学相关理论及研究也如火如荼地发展开来。诸多护理人员及学者通过自身实践进行相关研究，推动了护理事业的发展。口腔护理在护理液种类、护理方法、频次、工具等方面皆有新发展，通过学习本部分内容，引导学生思考基础护理技术的进步所需专业素养，激发创新意识，启迪创业灵感，培养双创素质。

3. 压疮的护理

压疮是长期卧床病人或躯体移动障碍病人皮肤易出现的最严重问题，一旦发生，不仅给病人带来痛苦，加重病情及延长疾病康复时间，严重时还会因继发感染引起败血症而危及生命，因此必须加强病人皮肤护理，预防和减少压疮发生。通过学习压疮相关专业知识，强化专业素养；分享压疮护理理念、方法、预防器具等方面进展，引导学生学习新理念、新知识，提升创新思维，激发创业热情，培养双创素质。

4. 关节活动度练习

活动对于病人来说意义重大，若病人长时间卧床，不能活动，则会出现诸多并发症，如骨质疏松、关节僵硬、肌肉萎缩、便秘、尿潴留等，故护理人员应为不能自主活动的病人定时进行活动，防止并发症发生。在为病人实施活动时，关节活动度练习是常用方法，通过全范围关节活动度练习，可以维持关节活动度，预防关节僵硬、粘连和挛缩，恢复关节功能。在为病人实施全范围关节活动时，医护协作，动作轻柔、保护病人隐私，养成以人为中心的理念，培养协作精神、人文素养及专业素养。

5. 饮食与营养的评估

护士通过对人体有关部位测量，以达到根据个体的生长发育情况了解其营养状况的目的。体重是综合反映生长发育及营养状况的最重要指标之一，测得体重与标准体重比较，可获悉病人是否存在营养不良的健康问题。肥胖多见于营养过剩病人。全球每年因肥胖有关疾病造成的总死亡人数逐年增加，有效科学地减肥能够减少高血压、糖尿病等慢性病的发生。科学减肥方法也不断更新，从最初的运动、节食，到现在的瑜伽、哥本哈根减肥食谱减肥法等，推动了科学减肥及人类健康水平的进步。通过学习本部分内容，在提高学生学习专业知识的兴趣，提升学生创新意识，激发创业热情，培养双创素质。

6. 鼻饲术

我国护理事业在护理学者和护理人员的不断努力下，发展蒸蒸日上，鼻饲术也在鼻饲管的选择、鼻饲贴、鼻饲液、胃管的放置、证实胃管位置的方法、检查病人对鼻饲的耐受性、鼻饲时病人的体位、鼻饲的速度和量等方面都取得长足的进步。基础护理技术的进步对于护理质量的提升具有重要作用。通过学习，鼓励学生探究行业新知识、新技术和新热点，培养专业素养；引导同学们意识到我国护理技术进步是医护工作者协作努力的结果，树立创新创业认知，启迪创新意识，激发创业热情，培养双创素质。

7. 尿潴留病人的护理

若病人出现尿潴留，可以采取诸如调整体位和姿势，诱导排尿，心理护理等措施，除此以外，我们还可为病人实施导尿术，导尿术是由我国唐代著名医药学家孙思邈发明，他在世界范围内首次使用葱管为急性尿潴留病人实施导尿术，解除病人痛苦。通过学习，引导同学们建立民族自豪感，培养家国情怀；同时在处理病人病痛时，孙思邈敢于打破常规，创新性为病人实施导尿术，引导学生构建评判性思维，培养学生科技攻关、敢为人先的创造精神。

8. 导尿术

导尿术是将导尿管经尿道插入膀胱引出尿液的方法。适用于尿潴留病人、病情危重的病人、膀胱冲洗或造影等。导尿术自使用至今，在导尿管种类、导尿途径、对导尿困难者的导尿技巧、留置尿管时间等方面不断推进发展，尿管留置时间也不尽相同，引导同学们凡事都要进行调查，运用评判性思维，敢于质疑，建立科学严谨的工作作风，培养专业素养；同时结合虚拟仿真导尿术，启迪学生思维，引导学生勤于思考，激发创新意识，培养创造精神。

9. 便秘病人的护理

临床护理工作中，护理人员可以通过腹部环形按摩，提供适当的排便姿势、环境，使用简易通便剂等措施缓解便秘病人痛苦，若上述护理措施无效，即可为病人实施灌肠。灌肠术由我国东汉著名医学家张仲景发明，世界记载最早。通过学习，引导同学们建立民族自豪感，激发学生“医之大者，为国为民”的家国情怀和使命担当；结合在处理病人的问题时，张仲景敢于打破常规，辨证施治，创新性为病人实施灌肠术，激发想象力，培养学生科技攻关、敢为人先的创新精神和创造精神。

10. 灌肠术

灌肠术是将一定量的液体由肛门经直肠灌入结肠，以帮助病人清洁肠道、排便、排气或由肠道供给药物，以达到确定诊断和治疗目的的技术。临床护理工作中，护理人员要根据病人实际情况遵医嘱为病人实施灌肠术。我国灌肠术在灌肠器材、液体、插管深度等方面取得了长足进展，引导学生体会基础护理技术的进步所需素质，激发创新意识，培养专业素养。结合灌肠过程，培养学生不怕脏、不怕累的敬业精神。

（四）模块四：对症护理

1. 热疗法

热疗法是临床常用的物理治疗方法，从开始使用至今历经了多次更新换代，同时在生活中也经常有应用热疗法的场景，如果使用不恰当，会产生继发效应。在日常工作中我们要了解热疗法的目的和禁忌症。在热疗过程中，需要护士体恤病人的感觉及需求，彰显人文关怀，通过学习，培养学生关爱病人的人文素养。经过热疗法的更新换代，从近火取暖发展到目前红外线、鹅颈灯的使用，来引导学生认识到创新给病人带来的福祉，启发学生勇于创新意识，激发创业热情，培养创造精神。

2. 冷疗法

冷疗法是利用低于人体温度的物质作用于机体的局部或全身，以达到止血、止痛、消炎、退热的治疗方法。冷疗法的首要目的在于减轻疼痛，最终目的在于治疗疾病。护理人员要了解冷疗法的适应范围、目的和禁忌症，将冷疗法正确应用于临床，减轻病人病痛。冷疗法自 2500 年前开始使用至今，在方法、技术、材料等方面都有了长足发展。通过学习冷疗的应用及新进展，引导学生体会我国科技不断发展、医疗设备不断更新，强化专业知识，激励学生自主创新和开发新产品的意识及实践能力，培养学生的双创素质。

3. 疼痛护理

疼痛被世界卫生组织列为“第五大生命体征”，是一种令人不愉快的感觉和情绪上的体验，常伴随现存或潜在的组织损伤，系癌症的常见症状。据世界卫生组织统计，全世界癌症患者伴有疼痛的比例可高达 90%，疼痛影响患者的活动、情绪、生活质量和治疗的依从性，已逐渐成为医疗界关注的焦点，世界卫生组织于 1986 年确认疼痛为优先考虑的世界性问题，并一直将之作为其工作重点，控制癌症疼痛，应采取积极的止痛治疗，其中较常用的是癌症疼痛三阶梯止痛疗法。其中阿片类止痛药适用于第三阶梯重度癌性疼痛病人，将其合理用于医疗目的、用来为病人解除病痛就是药品，反之，滥用就是毒品，引导学生“远离毒品，关爱未来”，同时，应熟悉止痛药物的药理作用，合理使用并指导病人正确用药，培养学生专业素养。结合疼痛护理在评估工具、护理措施、使用药物等方面发展，启发学生创新思维，激发创业热情，培养双创素质。

4. 标本采集

标本采集是根据检验项目的要求采集病人的血液、体液（如胸腔积液、腹水）、排泄物（如尿、粪）、分泌物（如痰、鼻咽部分泌物）、呕吐物和脱落细胞（如食管、阴道）等标本，通过物理、化学或生物学的实验室检查技术和方法进行检验，作为疾病的判断、治疗、预防以及药物监测、健康状况评估等的重要依据。标本检验结果的正确与否直接影响到对病人疾病的诊断、治疗和抢救，而正确的标本采集是获得准确而可靠的检验结果的首要环节，因此护士应该掌握正确的标本采集方法。咽拭子标本采集，是临床常用标本采集方法，是从咽部和扁桃体取分泌物作细菌培养或病毒分离，协助疾病的诊断。呼吸道途径传染病流行期间，采集咽拭子有极大被感染的可能，作为白衣天使的护士，不畏风险、坚守工作岗位，引导学生学习其家国天下的情怀。通过学习，引导学生树立认真学习的信念，掌握精湛的专业技能服务于国家，体现职业价值观。

（五）模块五：药疗技术

1. 给药原则

临床护理工作中，护士是各种药物治疗的实施者，也是用药过程的监护者。护士要做到合理、准确、安全、有效地给药，必须遵循给药原则，其内容包括根据医嘱准确给药，严格执行查对制度，安全正确给药，密切观察用药后反应。其中严格查对是保证准确用药的重中之重，是安全用药的前提；除此以外，护理人员还应合理掌握给药时间、方法，药物备好后及时分发使用，避免久置引起药物污染或药效降低；用药后要注意观察药物疗效和不良反应等，正确为病人实施药疗。通过上述内容的学习，培养学生的专业素养。结合目前临床广泛使用的 PDA（医疗手持终端），一种可移动、便携式电子产品，能够实现患者身份的正确识别、信息查询与统计、医嘱查询、药物查询等，极大降低了给药差错的发生。PDA 的出现，体现了基础护理技术创新的重要性，引导学生重视科技创新，激发创新意识，培养双创素质。

2. 口服给药

口服给药是临床上最常用、方便、经济、安全、适用范围广的给药方法。通过口服给药，达到减轻症状、治疗疾病、维持正常生理功能、协助诊断、预防疾病的目的。脊髓灰质炎减毒活疫苗糖丸即为口服途径给药，糖丸的问世要归功于“脊髓灰质炎疫苗之父”顾方舟及他的团队，这颗糖丸里头包裹着他们几十年的心血、热血，包裹着他们无数不眠之夜、无数一言难尽的艰辛、无数如履薄冰的冒险、无数开拓和探索以及他们以身试药的奉献精神。通过学习，引导学生作为医护工作者，一定要有为科学事业无私奉献的精神，培养学生攻坚克难的专业素养，结合新药研发，激发创新意识，培养创造精神。

3. 注射原则

注射原则是实施各种注射法时必须遵循的原则，内容包括严格执行查对制度，严格遵守无菌操作原则，严格执行消毒隔离制度，选择合适的注射器及针头，选择合适的注射部位，注射药物现配现用等。实施注射时护理人员应严格遵循注射原则，掌握注射技巧，减轻注射时疼痛，以提高病人对护理服务的满意度。通过学习注射原则，培养学生规则意识及严格查对的专业素养。

4. 药液抽吸

药液抽吸是正确实施注射给药的基础。严格按照操作规则和手法进行药液抽吸是实施注射给药的重要保障。在药液抽吸过程中，护理人员要严格遵循无菌原则及查对制度，按照正确的方法进行药液抽吸，输液前加药，应将药液抽吸完全，注射器针头及活塞在药液抽吸时不能碰触，污染后应及时更换。通过练习药液抽吸，培养专业技能，强化专业素养。结合临床护理工作中，护理人员将密封瓶改造成小朋友喜欢的手工艺品，激发学生文化创意。

5. 青霉素过敏性概述

1928 年英国细菌学家弗莱明由于一次幸运的过失，首先发现了世界上第一种抗生素——青霉素。此后，在长达四年的时间里，弗莱明对青霉菌进行了专门研究，直到 1942 年才开始大量生产青霉素，满足临床所需。青霉素是一种高效、低毒、临床应用广泛的广谱抗生素。它的研制成功大大增强了人类抵抗细菌性感染的能力，带动了抗生素家族的诞生。它的出现开创了用抗生素治疗疾病的新纪元，增强了人类治疗感染性疾病的能力，提高了人类生命质量。通过学习青霉素的由来，引导学生认识到科学工作中坚持不懈、永不言弃的重要性，培养学生的专业素养和工匠精神。

6. 青霉素皮试液的配置

青霉素是一种高效、低毒、临床应用广泛的广谱抗生素，因人群中有3%～6%的病人对青霉素过敏，故使用该品前护士必须先配置好青霉素皮试液，进行皮内试验，皮试结果阴性方可用药。青霉素皮试液的浓度，也经历了不断发展，按照“中华人民共和国药典临床用药须知”，青霉素皮试液常用浓度为500 U/ml，临床中常用的还有浓度为200 U/ml、400 U/ml的青霉素皮试液，目前国内还有成熟应用多年的青霉素皮试剂供应用，每瓶含青霉素钠2500 U，使用该瓶仅需一次稀释，不仅可以节约操作时间，还可以减少工作量，且避免因多步稀释可能导致的计量误差、污染以及由此导致假阳性、假阴性的结果。通过学习此部分内容，培养学生专业素养；引导学生勤于思考，善于发现问题，并根据所学专业知识协作解决问题，培养协作精神；结合青霉素皮试液浓度变迁，启发学生思考所需素质，激发创新意识，鼓励参加创新创业项目，培养双创素质。

7. 皮内注射法

皮内注射法是将少量药液或生物制品注射于表皮与真皮之间的方法，常用于药物过敏试验、预防接种、局部麻醉的起始步骤。注射过程中要严格执行查对制度和无菌操作原则，实施药物过敏试验前应详细了解病人的用药情况、过敏史等信息，同时要备好急救药品以防发生意外；皮试结束后宣教行之有效；对于皮试结果，要准确判断。在实施皮内注射时，护理人员要严格遵循注射原则，真实有效地进行护患沟通，培养学生专业素养；操作中动作轻柔，注意保护病人隐私，体现人文关怀，培养人文素养。

8. 青霉素过敏性休克处理

青霉素过敏性休克属于速发型变态反应，是青霉素过敏反应中最严重、较常见的反应。过敏性休克发生一般极为迅速，病人病情比较危急，如不及时治疗，可因心脏骤停、窒息等原因造成死亡。故一旦发生青霉素过敏性休克，医护人员要及时发现并立即采取抢救措施，如停止用药、就地平卧，遵医嘱用药，氧气吸入，心肺复苏，心理护理等。对青霉素过敏性休克病人实施抢救必须争分夺秒，以最快的速度，采取最有效的措施，关爱生命健康，落实人文关怀；抢救病人过程中，需医护人员通力合作，挽救病人生命，培养学生团队协作意识；同时使学生意识到治病救人要具备高度的责任心、掌握精湛的技术和扎实的专业知识，提高职业价值感。

9. 皮下注射法

皮下注射法是将少量药液或生物制剂注入皮下组织的方法。常用于注入小剂量药物、预防接种等。临床抢救心脏骤停或青霉素过敏性休克时，首选抢救药物盐酸肾上腺素常用皮下注射途径给药，实施急救时，护理人员应争分夺秒，正确为病人实施皮下注射，以挽救病人生命，结合皮下注射实施时应遵守的无菌原则及查对制度，培养学生专业素养。

10. 无痛肌内注射技术

为病人实施肌内注射，护理人员均应掌握常规无痛注射技巧，如“两快一慢伴匀速”、转移病人注意力等措施，减轻病人疼痛。除此以外，科学家研发出一种没有针头的注射器，此项发明是由新西兰奥克兰生物工程研究院和美国麻省理工学院的专家共同完成。这个无针的“针筒”其实是一个高速高压喷射器，在通电时，喷射器的内部会产生强大助推力，以极快速度（几乎接近空气中的音速）将药物通过一个小喷嘴喷射出来，透过皮肤注入人体。这个小喷嘴比蚊子的“尖嘴”还要细得多，大大减轻了注射疼痛。通过学习，激发学生的思考力、创新力，培养学生的创新精神以及文化创意。

11. 静脉输液

静脉输液是利用大气压和液体静压原理，将大量无菌液体、电解质、药物由静脉输入体内的方法。作为护理人员，应准确运用静脉输液相关知识，熟练掌握静脉输液操作技术，使病人获得安全、有效的治疗，促进病人康复。在静脉输液过程中，护理人员需掌握静脉输液穿刺技巧，提高静脉输液穿刺成功率；若天气寒冷时先用热毛巾或热水袋热敷局部，使血管充盈，再进行静脉输液。通过学习此部分内容，将规范操作和对病人的关爱有机结合，真正体现“打在病人身，痛在护士心”，以激发专业情感，培养学生人文素养，强化专业素养。

12. 输液反应

常见输液反应包括发热反应、循环负荷过重反应、静脉炎、空气栓塞等。输液过程中，护理人员应加强观察，熟悉各种输液反应的临床表现，并做好预防与抢救工作。输液过程中，病人一旦出现异常表现，护理人员应能根据临床表现，确定其输液反应类型，并配合医生进行处理。通过学习输液反应相关内容，培养学生专业素养；抢救过程需医护通力协作，为病人采取相应医疗护理措施，培养学生协作精神；为病人实施抢救措施时，应体现人文关怀，培养人文素养。

13. 静脉输血

静脉输血是一项重要的抢救和治疗措施，是将全血或成分血如血浆、红细胞、白细胞或血小板等通过静脉输入体内的方法。及时准确为病人进行输血能够挽救病人生命。目前临床上使用血液多为献血所得，个体献血后身体会自动调节，使血流量很快恢复正常，同时还会刺激身体的造血功能进行造血，因此，作为医学生的我们，应积极响应国家号召，进行无偿献血，培养家国情怀。作为今后的护理工作者，也要打好坚实的基础，培养学生为健康中国奋斗的社会责任感及乐于奉献的敬业精神。

（六）模块六：危重病人护理

1. 危重病人管理

危重病人的病情往往表现出变化速度快、易反复等特点，且器官功能障碍的发生概率极高，病人的生命安全会随时受到威胁。加之病人及家属缺乏医疗知识，易表现出恐惧不安、焦虑烦躁等负性情绪，配合能力有限，护理难度大，医疗纠纷发生率高，病人死亡率高，因此抢救后需要积极做好护理管理工作。医护人员要通过精湛的技术、高度的爱心、责任心，高效处置突发情况，克服各种困难，减轻病人及家属的痛苦。通过此部分学习，引导学生思考在救治危重病人时应该具备的素质，激发社会责任感，注重团队协作，培养协作精神；渗透人文精神，提升学生人文素养；强化学生专业素养。

2. 危重病人护理

危重病人具有病情重、变化快，随时可能出现危及生命征象等特点。在护理和抢救此类病人时，护士应准确掌握抢救危重病人的各项技能、密切观察监测病情变化，针对复杂的病情，结合马斯洛的基本需要论分析护理要点，尊重病人权利，保护病人隐私，维护自尊，及时鼓励、安慰和疏导病人，解释说明各种抢救措施的目的，并及时提供心理护理。通过学习本部分专业知识，引导学生思考在护理危重病人时应具备的素质，培养其专业素养及以人为本的人文素养。

3. 洗胃法

农药中毒是全球范围内面临的重要社会问题，是中国成人中毒死亡的常见病因。病人误服或者服用有毒物质或食物后，可以通过洗胃清除胃内容物以减少毒物吸收。一般服毒后 4～6 小时洗胃最为有效。百草枯对人畜具有很强毒性，误服或自服可引起急性中毒，已成为农药中毒致死事件的常见病因，我国目前在治疗百草枯中毒方面已取得长足发展。通过此部分学习，引导学生要以乐观积极的心态对待生活，培养坚强意志；结合我国医学事业飞速发展，引导树立强烈的民族自豪感和职业价值感，培养专业素养。

4. 临终关怀的发展

临终关怀是一种多学科、综合性医疗服务，旨在缓解临终病人及其家属生理及心理伤痛并使病人坦然面对死亡。临终关怀是实现“优死”的一种重要方式，也是医学人道主义精神的具体体现。1988 年，天津成立首家临终关怀机构——天津医学临终关怀研究中心。历经 30 多年艰辛曲折的探索，临终关怀在我国得到越来越多的理解和支持，并取得一定成果。通过学习此部分，培养学生树立敬佑生命、甘于奉献的敬业精神及社会责任，结合我国临终关怀机构发展，启发学生创业意识，激发创业热情，培养双创素质。

5. 临终病人及家属的护理

护士应了解临终病人及家属的需求并给予满足，对他们表示理解和关爱，营造安详和谐的环境，使临终病人及家属获得帮助和支持。对临终病人及家属进行护理时，应树立生命全周期、健康全过程的大健康观，提高病人的生命质量，使病人宁静地面对死亡，同时注重对家属的人文关怀。通过学习，引导学生对临终病人及家属的护理进行深度思考，注重对家属的人文关怀，以此培养学生人文素养，强化专业素养。

四、课程“五育融合”双创教育教学实施路径

“基础护理学”课程“五育融合”双创教育教学实施路径见表 4－1。

表 4-1 “基础护理学”课程“五育融合”双创教育教学实施路径

课程模块	课程内容	双创要素	教学素材	教学实施建议	考核评价	备注
模块一：医院环境	保护具的使用	2.3 专业素养 2.4 双创素质	案例：高热躁动的病人的护理	通过案例，讲述护理高热躁动病人时所采取的护理措施，在遵医嘱采取降温措施同时要严密观察病人病情，一旦出现躁动，可以使用约束带采取制动措施，保证病人安全及治疗措施的实施，通过学习此部分内容，培养学生专业素养。结合不同时代使用约束带，引导学生思考约束带经历不断的更新换代所需创新意识，同时引导学生在双创导师指导下，参加创新创业训练计划项目。通过学习约束带的相关知识，培养学生双创素质	课后作业（1）： 请结合约束带种类的发展进程，撰写不少于500字的小论文，谈谈护理专业的创新精神和自己的理想追求，题目自拟，根据课后作用评价表（见表4-5）进行评价，重点考查学生的专业素养及双创素质	创新精神
	护士职业防护	1.2 社会责任 2.3 专业素养	材料：防护没有诀窍，一切都是规范动作	教师通过视频“防护没有诀窍，一切都是规范动作”导入，讲解职业防护知识，引导学生明确作为医护人员，要时刻注意做好职业防护，培养其专业素养。指导学生分组搜集传染病防治中先进事迹新闻报道，进行分享，医护人员时刻绷紧的神经、滴水不漏的防护，他们被口罩勒红的脸、洗皴的手筑起了职业防护的围栏，从而让学生深刻体会护理人员的责任感，培养其社会责任感	小组讨论（1）： 围绕案例开展小组讨论，组长汇报，根据小组讨论评分表（见表4-3）进行评分，重点考查学生社会责任感及专业素养	双创能力

续表

课程模块	课程内容	双创要素	教学素材	教学实施建议	考核评价	备注
模块一：医院环境	医院感染的原因	2.3 专业素养	材料：南丁格尔带领护理人员使克里米亚战争死亡率从 42% 下降至 2.2%	教师通过材料“南丁格尔带领护理人员使克里米亚战争死亡率从 42% 降至 2.2%”导入，引导学生查阅文献、分组讨论死亡率下降原因，学生分享学习成果，教师总结采取的措施包括整理医院环境、改善环境卫生、清除积垢、消灭虫害、加强伤员营养、用消毒物品清洗伤员伤口等。引导学生思考护士是临床护理工作的具体执行者，医院感染控制的效果与护士的职业道德和责任心有密切而必然的联系，以培养学生的专业素养	课堂测验（1）：以预防和控制医院感染为题，展开课堂测试，根据课堂测验评分表（见表 4-4）进行评价，重点考查学生对医院感染认知程度，设置开放型测试题考查学生的专业素养	创新精神
	隔离技术	1.2 社会责任 2.3 专业素养 2.4 双创素质	材料：“传染病隔离期间，护理人员采取隔离措施”视频	教师通过视频“传染病隔离期间，护理人员采取隔离措施”导入，视频中护士穿着隔离衣没法上厕所，所以从早上开始到进病房的几个小时里，她都尽量不喝水，她用自己的实际行动践行了社会责任与使命。引导学生为了人民群众的生命安全，应该有这种无私奉献的工作精神，培养社会责任感；展示不同时期所采用的隔离衣、防护服、护目镜等的区别，针对隔离技术所使用隔离衣及隔离措施的更新换代，在双创导师指导下，参加创新创业训练计划项目，开展科技创新、创业计划等专题竞赛，对学生创业项目孵化帮扶，培养学生的双创素质	小组讨论（2）：围绕案例开展小组讨论，组长汇报，根据小组讨论评分表（见表 4-3）进行评分，重点考查学生的社会责任感、双创素质、专业素养	双创能力

续表

课程模块	课程内容	双创要素	教学素材	教学实施建议	考核评价	备注
模块二：出入院护理	护理级别	1.4 敬业精神 2.1 专业知识	案例：糖尿病截肢病人的护理级别	教师通过案例“糖尿病截肢术后病人的护理级别”导入，学生分组讨论案例中病人术后不同时期的护理级别，培养学生运用所学专业知识，解决具体问题的能力，引导学生在为病人实施护理时，能够按照护理级别要求为病人实施相应护理，勤勉职守、尽职尽责，增强责任感、事业心，培养其敬业精神	课堂测验（2）： 就护理级别要点、适用范围及出入院护理等知识点布置课堂测验，根据课堂测验评分表（见表4－4）进行评价，考查学生对专业知识的掌握程度，护理级别布置开放型题目，考查学生对专业知识的掌握及敬业精神	
	铺备用床	1.4 敬业精神 2.2 专业技能	材料：技能比赛获奖学生铺床视频	教师播放“技能比赛获奖学生铺床视频”，引导学生思考人体力学在护理工作中的运用和节力原则的相关技巧，鼓励学生勤思考、多练习，培养吃苦耐劳、求实创新的品质。学生分组讨论，视频中学生大单平整、紧实、盖被平整充实、操作耗时短的技巧，研究改良方法，引导学生勤能补拙，刻苦练习即能提高铺床质量，培养学生的专业素养；学习护理人员不怕苦、不怕累的先进事迹，培育学生的敬业精神	作品展示（1）： 围绕案例，组织同学根据病人病情准备相应病床，根据作品设计评分表（见表4－6）进行评分。重点考查学生对铺备用床、麻醉床等专业技能的掌握程度及敬业精神	

续表

课程模块	课程内容	双创要素	教学素材	教学实施建议	考核评价	备注
模块二： 出入院护理	卧位	2.3 专业素养 3.3 协作精神 4.2 人文素养	问题：脾脏切除病人应采取的卧位及原因	教师通过问题“脾脏切除病人术后应采取卧位及原因”引出问题“不同病人应采取的卧位”，引导学生分小组进行研讨，角色扮演不同卧位的适用对象及原因，在为不同疾病病人安置卧位时，需符合病人病情，具有科学态度，培养专业素养；同时动作要轻柔，体现爱伤观念，培养人文素养；通过小组协作角色扮演，培养协作精神	小组讨论（3）： 围绕案例，开展小组讨论，组长汇报，小组成员进行演示，根据小组讨论评分表（见表4－3）进行评分，重点考查学生的专业素养、人文素养及协作精神	
	体温计的种类	2.3 专业素养 2.4 双创素质		教师通过材料：伽利略发明体温计，进行讲解，使学生了解体温计发明历程，以激发学生的创新意识，在双创导师指导下，参加创新创业训练计划项目，开展科技创新、创业计划等专题竞赛，培养双创素质。小组协作查阅文献、讨论汇报体温测量器械种类及进展，使学生了解体温测量器械的迭代更新及学科发展前沿，探究行业新知识、新技术和新热点，培养学生专业素养	小组讨论（4）： 围绕案例开展小组讨论，组长汇报，根据小组讨论评分表（见表4－3）进行评价，重点考查学生专业素养、双创素质	创新精神

续表

课程模块	课程内容	双创要素	教学素材	教学实施建议	考核评价	备注
模块二：出入院护理	血压的测量	2.2 专业技能 2.3 专业素养 4.2 人文素养	材料：值得托付生命的人	教师通过视频“值得托付生命的人”导入，讲授原北京军区总院华医生每次用到听诊器给病人测量血压时，都会有一个习惯动作，即把听诊器在手中温热一会儿再接触病人，以免冰凉的胸件让病人感到不舒服。这虽然是一件微不足道的小事儿，但却铸就了医护人员的高大形象。通过学习，引导学生掌握此项技能，培养专业素养；同时在血压测量时动作应轻柔，注意保护病人隐私，天冷时温暖听诊器胸件，做一名“有温度”的护士，真正体现以病人为中心的原则，树立以人为中心的理念，培养人文素养	作品展示（2）： 就生命体征的测量与护理进行案例分析，角色扮演生命体征测量技术，录制视频，上传“学习通”平台，根据作品设计评分表（见表4－6）进行评分，重点考查学生的专业技能、专业素养及人文素养	创新精神
	体温单绘制	2.1 专业知识 2.3 专业素养 5.4 创造精神	材料：电子体温单绘制视频	教师通过“电子体温单绘制视频”导入，讲解体温单绘制，结合所给案例，学生分组讨论，按照病例所给资料绘制体温单，学生展示学习成果，引导学生在收集病例资料时应动作轻柔、言语柔和，确保所收集资料的准确性，以强化专业知识，培养科学严谨的工作态度及专业素养。通过分享电子体温单绘制，使学生了解基础护理技术的更新发展，鼓励学生采用新技术、工具或方法解决临床护理领域的问题，培养创造精神	小组讨论（5）： 围绕案例开展小组讨论，组长汇报，展示作品，根据小组讨论评分表（见表4－3）进行评分，重点考查学生的专业知识、专业素养及创造精神	创新精神

续表

课程模块	课程内容	双创要素	教学素材	教学实施建议	考核评价	备注
模块二：出入院护理	病区交班报告的书写	2.3 专业素养 5.3 工匠精神	材料：某医院早交班视频	教师通过“某医院早交班视频”导入，讲解交班顺序及方法，给出某科室一日入院、出院及有特殊情况病例，学生分组讨论并完成交班报告，成员汇报学习成果，要求数据正确，字迹清晰，简明扼要，以此启发学生的规则意识，培养专业素养。通过分享目前临床上使用电子病历，引导学生感悟基础护理技术的进步所需精益、敬业、执着、创新精神，培养工匠精神	作品展示（3）： 围绕所给材料，收集有价值信息，书写交班报告。将交班报告拍照后，上传“学习通”平台，根据作品展示评分表（见表4-6）进行评价，重点考查学生的医疗文书书写水平、专业素养及工匠精神	创新精神
模块三：生活护理	头发护理	1.1 家国情怀 2.3 专业素养 5.1 劳动精神	材料：护士为63岁老人洗头视频	教师通过视频“护士为63岁老人洗头”导入，讲解头发护理的重要性及方法，培养专业素养；强调头发护理时应动作轻柔，不怕脏、不怕累，培养学生吃苦耐劳的劳动精神；学生查阅资料、分组讨论，选取一位我国南丁格尔奖章获得者事迹进行分享，引导学生以护理学界楷模为榜样，树立民族自豪感，提升医德认知水平，积极投身护理行业，为祖国的护理事业发展贡献自己力量，培养学生的家国情怀	小组讨论（6）： 围绕本次课提及劳动精神，要求同学们查阅相关资料，了解我国获得南丁格尔奖章的护理先辈，选取其中之一开展小组讨论，组长汇报，根据小组讨论评分表（见表4-3）进行评分，重点考查学生的家国情怀、专业素养、劳动精神	创新精神

续表

课程模块	课程内容	双创要素	教学素材	教学实施建议	考核评价	备注
模块三：生活护理	口腔护理	2.3 专业素养 2.4 双创素质	材料：口腔护理新进展	教师通过材料“口腔护理新进展”导入，学生小组汇报课前查阅有关口腔护理进展内容，教师总结口腔护理在护理液种类、护理方法、频次、工具等方面皆有新发展，探究护理行业新知识、新技术和新热点，培养专业素养；引导学生思考基础护理技术的进步所需素养，激发创新意识和创业灵感，在双创导师指导下，参加创新创业训练计划项目，培养学生双创素质	小组讨论（7）： 围绕本次课内容，要求同学们查阅相关资料，了解我国口腔护理新进展，开展小组讨论，组长汇报，根据小组讨论评分表（见表4－3）进行评分，重点考查学生的专业素养、双创素质	创新精神
	压疮的护理	2.1 专业知识 2.3 专业素养 2.4 双创素质	材料：精心护理截瘫病人，皮肤完好无损出院	教师通过材料“精心护理截瘫病人，皮肤完好无损出院”导入，讲解压疮相关专业知识，要求学生分组查阅文献、小组讨论压疮护理新进展，成员汇报，教师总结压疮护理理念、方法、预防器具等方面进展，引导学生学习护理发展新知识、新理念，培养专业素养；提升创新思维，鼓励学生积极参加科技创新、创业计划等专题竞赛，培养双创素质	课堂测验（3）： 就压疮定义、压疮临床表现、好发部位、预防及护理等知识点布置课堂测验，根据课堂测验评分表（见表4－4）进行评价，重点考查学生对专业知识的掌握程度，就压疮的预防布置开放型题目，考查学生的专业知识、专业素养及双创素质	创新精神

续表

课程模块	课程内容	双创要素	教学素材	教学实施建议	考核评价	备注
模块三：生活护理	关节活动度练习	2.3 专业素养 4.3 人文素养	材料：昏迷病人的全范围关节活动（ROM）练习	通过材料“昏迷病人的全范围关节活动（ROM）练习”导入，学生小组讨论、角色扮演全范围关节活动度练习，展示学习成果，教师总结为病人实施全范围关节活动时，应动作轻柔、保护病人隐私，形成以人为中心的理念，培养学生的人文素养及专业素养	小组讨论（8）： 围绕本节内容，要求同学们查阅相关资料，了解病人全范围关节运动（ROM）的意义及实施要点，开展小组讨论，组长汇报，根据小组讨论评分表（见表4－5）进行评分，重点考查学生的专业素养、人文素养	创新精神
	饮食与营养的评估	2.1 专业知识 2.4 双创素质	材料：肥胖的十大危害	教师通过视频“肥胖的十大危害”导入，引导学生查阅文献、小组讨论科学瘦身减重方法，成员展示学习成果，教师总结我国目前减肥瘦身形式及机构新发展，提高学生学习专业知识兴趣，提升学生创新意识，引导学生积极参加创新创业训练计划项目，激发创业热情，培养双创素质	课后作业（2）： 要求同学们结合肥胖的发生率及肥胖对身体的危害，撰写一份切实可行的减肥方案，要求不少于1000字，通过查阅文献，创新性提出减肥方法，题目自拟，根据小组讨论评分表（见表4－5）进行评分，重点考查学生的对专业知识的掌握及双创素质	双创能力

续表

课程模块	课程内容	双创要素	教学素材	教学实施建议	考核评价	备注
模块三：生活护理	鼻饲术	2.3 专业素养 2.4 双创素质	材料：鼻饲术新进展	教师通过材料“鼻饲术新进展”导入，学生分组查阅文献、小组讨论鼻饲术进展，成员汇报，教师总结在鼻饲管、鼻饲贴、鼻饲液、胃管的放置位置、证实胃管位置的方法、检查病人对鼻饲的耐受性、鼻饲时病人的体位、鼻饲的速度和量等方面都取得了长足进展，鼓励学生探究行业新知识、新技术和新热点，培养专业素养；启发同学们感受我国护理技术进步，启迪创新意识，搭建学科竞赛平台，引导学生参加创新创业训练计划项目，激发创业热情，培养双创素质	小组讨论（9）： 围绕鼻饲术新进展，要求同学们查阅相关资料，了解鼻饲管、鼻饲贴、鼻饲液等的进展，开展小组讨论，组长汇报，根据小组讨论评分表（见表4－3）进行评分，重点考查学生的专业素养、双创素质	双创能力
	尿潴留病人的护理	1.1 家国情怀 5.4 创造精神	材料：孙思邈为尿闭病人实施葱管导尿	教师通过材料“孙思邈与葱管导尿术”导入，学生小组讨论、查阅文献，回答可以通过什么措施缓解尿潴留。成员展示学习成果。教师总结，孙思邈是世界上第一个发明导尿术的人，引导同学们建立民族自豪感，增强责任感和使命感，培养家国情怀；同时在处理病人病痛时，孙思邈敢于打破常规，创新性为病人实施导尿术，引导学生构建评判性思维，培养学生科技攻关、敢为人先的创造精神	课堂测验（4）： 就排尿生理、尿潴留、导尿术等知识点布置课堂测验，根据课堂测验评分表（见表4－4）进行评价，重点考查学生对专业知识的掌握程度，就留置病人导尿管留置时间布置开放型题目，考查学生的家国情怀、创造精神	创新精神

续表

课程模块	课程内容	双创要素	教学素材	教学实施建议	考核评价	备注
模块三：生活护理	导尿术	2.3 专业素养 5.4 创造精神	材料：留置导尿虚拟仿真实验	教师通过材料“留置导尿虚拟仿真实验”导入，学生查阅文献、小组讨论，汇总留置导尿时间的最佳证据，教师总结文献中关于留置尿管时间也不尽相同，引导同学们凡事都要进行调查，运用评判性思维，敢于质疑，建立科学严谨的工作作风，培养专业素养；同时结合虚拟仿真导尿术，启迪学生思维，引导学生勤于思考，激发创新意识，培养创造精神	作品展示（4）： 围绕所给案例进行案例分析，小组协作角色扮演，根据病人病情对病人实施导尿术，录制视频，上传“学习通”平台，根据作品展示评分表（见表4－6）进行评价，重点考查学生的专业素养及创造精神	双创能力
	便秘病人的护理	1.1 家国情怀 5.4 创造精神	材料：张仲景与猪胆汁灌肠术	教师通过材料“张仲景与猪胆汁灌肠术”导入，学生查阅文献、小组讨论缓解病人便秘的措施，成员展示学习成果。教师总结我国东汉时期已开始使用灌肠术，世界记载最早，引导同学们建立民族自豪感，激发学生“医之大者，为国为民”的家国情怀和使命担当；结合在处理病人的问题时，张仲景敢于打破常规，辨证施治，创新性为病人实施灌肠术，激发想象力，培养学生科技攻关、敢为人先的创造精神	课堂测验（5）： 就排便生理、便秘、异常排便的护理等知识点布置课堂测验，根据课堂测验评分表（见表4－4）进行评价，重点考查学生对专业知识的掌握程度，就便秘病人的护理布置开放型题目，考查学生的家国情怀及创造精神	创新精神

续表

课程模块	课程内容	双创要素	教学素材	教学实施建议	考核评价	备注
模块三：生活护理	灌肠术	1.4 敬业精神 2.2 专业技能 2.3 专业素养	材料：灌肠术的标准及新进展	教师以材料“灌肠术的标准及新进展”导入，学生查阅文献、小组讨论灌肠术进展，成员汇报，教师总结灌肠术在器材、灌肠液体、插管深度、体位等方面的进展，引导在学生掌握此项技能的基础上，深入思考基础护理技术进步对于提高护理质量的意义，结合灌肠，培养专业素养及不怕脏、不怕累的敬业精神	作品展示（5）： 围绕所给案例进行案例分析，小组协作角色扮演，根据病人病情对病人实施灌肠术，录制视频，上传“学习通”平台，根据作品展示评分表（见表4－6）进行评价，重点考查学生的敬业精神、专业技能、专业素养	
模块四：对症护理	热疗法	4.2 人文素养 5.4 创造精神	材料1：2021年7月，河南暴雨，救援队人员将婴儿救出立即将婴儿用衣服裹住婴儿为其保暖 材料2：“暖婴转运包”	教师通过视频“救援人员为婴儿保暖”导入，讲解热疗作用，学习通发起讨论，“日常生活中，热疗还可用于什么情景？”学生参与。通过分享视频及学生参与讨论，引导学生体会以人为中心的护理理念，培养人文素养。教师分享材料“暖婴转运包”，引导学生思考创新与发明带给病人的福祉，启发学生勇于创新意识，培养创造精神	小组讨论（10）： 以小组为单位收集生活或治疗活动中热疗法的案例或新发明，组长汇报，根据小组讨论评分表（见表4－3）进行评分，重点考查学生的人文素养、创造精神	双创能力

续表

课程模块	课程内容	双创要素	教学素材	教学实施建议	考核评价	备注
模块四：对症护理	冷疗法	2.1 专业知识 2.4 双创素质	材料：幼儿烫伤后处理	教师通过视频“幼儿烫伤后处理”导入，课前发布讨论任务“冷疗应用新进展”，课中学生小组汇报，教师总结冷疗的应用及新进展，引导学生体会我国科技不断发展、医疗设备不断更新对于提高人类健康的意义，了解护理前沿专业知识；同时激励学生自主创新和开发新产品的意识及实践能力，搭建学科竞赛平台，对学生创业项目孵化帮扶，培养学生的双创素质	课堂测验（6）： 就冷热疗法的效应、禁忌证应用等内容进行课堂测验，根据课堂测验评分表（见表4－4）进行评价，重点考查学生对基本知识的掌握程度，对于冷疗法的应用布置开放性题目，考查学生专业知识掌握程度及双创素质	
	疼痛	2.3 专业素养 2.4 双创素质	材料：癌症疼痛的护理	教师以材料“癌症疼痛的护理”导入，课前学习通发布小组讨论任务，疼痛护理新进展，课中小组成员汇报，教师点评疼痛护理在护理理念、护理措施、新技术应用等方面取得新进展，引导学生认识创新的重要性，在双创导师指导下，参加创新创业训练计划项目，培养双创素质；结合癌性疼痛病人使用阿片类止疼药，其合理用于医疗目的、用来为病人解除病痛即为药品，反之，滥用就是毒品，引导学生一定“远离毒品，关爱未来”，熟悉药物的药理作用，合理使用并指导病人正确用药，培养专业素养	小组讨论（11）： 通过本次课的学习和查阅资料，了解目前减轻疼痛的新方法新技术，“学习通”讨论区讨论，组长汇报，根据小组讨论评分表（见表4－3）进行评分，重点考查学生的专业素养及双创素质	双创能力

续表

课程模块	课程内容	双创要素	教学素材	教学实施建议	考核评价	备注
模块四：对症护理	标本采集	1.1 家国情怀 2.2 专业技能	材料：医护工作者不畏酷暑和寒冷采集咽拭子标本	通过材料“医护工作者不畏酷暑严寒为病人采集咽拭子标本”导入，创设情境、小组讨论：进行咽拭子采集时，如何实施才能促进病人舒适？成员汇报，展示学习成果。教师总结采集咽拭子技巧。结合呼吸道途径传染病流行期间，采集咽拭子有极大被感染可能，作为白衣天使的护士，不畏风险、坚守工作岗位，体现家国情怀。引导学生树立认真学习的信念，通过精湛的专业技能服务于国家，体现救人的职业价值感	作品展示（6）： 围绕呼吸道疾病流行期间采集咽拭子案例，进行情景模拟，分角色进行模拟咽拭子采集，录制视频，上传“学习通”平台，根据作品展示评分表（见表4－6）进行评价，重点考查学生的家国情怀及对专业技能的掌握程度	
模块五：药疗技术	给药原则	2.3 专业素养 2.4 双创素质	材料：医院自动摆药机、电子提醒药盒	教师通过材料“医院自动摆药机、电子提醒药盒”导入，课前学习通发布任务，学生查阅资料、小组讨论，国内外在给药过程所使用设备的新发展，课中成员汇报，展示学习成果，教师总结学生应重视科技创新，激发创新意识，搭建学科竞赛平台，开展科技创新、创业计划等专题竞赛，培养学生专业素养、双创素质	课后作业（3）： 设置开放性案例，结合给药原则进行思考，撰写不少于500字的小论文，根据课后作业评价表（见表4－5）进行评价，重点考查学生的专业素养、双创素质	

续表

课程模块	课程内容	双创要素	教学素材	教学实施建议	考核评价	备注
模块五：药疗技术	口服给药	2.1 专业知识 5.4 创造精神	材料：脊髓灰质炎疫苗之父	脊髓灰质炎糖丸即为口服途径给药。教师通过材料“脊髓灰质炎疫苗之父”导入，讲解脊髓灰质炎疫苗之父，为了人体实验成功，毅然决然地喝下了第一瓶疫苗。他真的是用生命在做试验，一旦疫苗失效，等待他的只有两条路，终身瘫痪或者死亡。庆幸的是，他闯过了这一关，中国“脊灰”疫苗I期人体试验，就这样成功了。学习通发布讨论题目，对于很多科研工作者“以身试药”，谈谈你的看法。引导学生作为医护工作者，一定要有为科学事业无私奉献的精神，培养学生攻坚克难的坚强意志，结合新药研发，培养创造精神	作品展示（7）： 设置不同病情口服药物的发放，角色扮演、情景模拟，进行口服给药的服药指导，录制视频，上传“学习通”平台，根据作品展示评分表（见表4-6）进行评价，重点考查学生对于专业知识的掌握和创造精神	
	注射原则	2.1 专业知识 2.3 专业素养	材料：医疗事故处理条例	教师通过材料“医疗事故处理条例”导入，课前学习通发布任务，学生查阅资料、小组讨论，课中小组汇报对医疗事故处理条例认识与感悟。教师总结，在实施各种注射法时，必须严格遵循注射原则，避免差错，保证病人安全，培养学生的规则意识与责任感，强化专业知识。通过学习注射原则，培养严格查对的专业素养	小组讨论（12）： 围绕所给案例开展小组讨论，组长汇报，根据小组讨论评分表（见表4-3）进行评分，重点考查学生对专业知识的掌握程度及专业素养	

续表

课程模块	课程内容	双创要素	教学素材	教学实施建议	考核评价	备注
模块五：药疗技术	药液抽吸	2.2 专业技能 2.3 专业素养 4.4 文化创意	材料1：药液抽吸法的改进 材料2：巧改“密封瓶”后，儿童输液室笑声代替了哭声	教师通过材料“药液抽吸法的改进”导入，讲解药液抽吸方法，学生分组练习，教师总结药液抽吸手法及原则，引导学生思考无菌原则及查对制度在药液抽吸中的应用，并能进行正确的药液抽吸，培养学生的专业技能及专业素养。结合材料“护士巧改密封瓶后，输液室笑声代替了哭声”，总结材料中护理人员将密封瓶改造成小朋友喜欢的手工艺品，激发学生文化创意	作品展示（8）： 通过模拟临床情境，实施不同注射法的药液抽吸，录制视频上传“学习通”平台，根据作品展示评分表（见表4-6）进行评价，重点考查学生的药液抽吸的专业技能、查对观念、无菌观念、消毒隔离制度等的专业素养及文化创意	
	青霉素概述	2.3 专业素养 5.3 工匠精神	材料：青霉素由来	教师通过材料“青霉素的由来”导入，采用翻转课堂的方法展开教学，学生课前查阅资料、小组讨论青霉素的由来，课中以小组为单位展示课前学习成果，通过学生分享，启发学生认识到青霉素发现过程中蕴含的坚持不懈、永不言弃精神的重要性，引导学生感悟工匠精神，培养学生专业素养	课后作业（4）： 围绕青霉素由来，让学生查阅关于我国诺贝尔奖获得者屠呦呦的成功的资料，结合护理学专业的特点，撰写不少于300字的体会，根据课后作业评价表（见表4-5）进行评价，重点考查学生对专业素养和工匠精神的认识	

续表

课程模块	课程内容	双创要素	教学素材	教学实施建议	考核评价	备注
模块五：药疗技术	青霉素皮试液配制	2.3 专业素养 3.3 协作精神 5.4 创造精神	材料：新型皮试液的出现	教师通过材料“新型皮试液”导入，小组研讨，200U/ml、400U/ml 及500U/ml 青霉素皮试液的配置方法。成员汇报，教师点评，启发学生思考青霉素皮试的研究进展所需素质，激发学生创新欲望，培养创造精神；结合导入材料讲解我校 2018 级护理学专业学生创新性提出青霉素皮试液研制过程并申请专利，引导学生勤于思考，善于协作，培养协作精神；同时能够发现问题，并根据所学专业知识解决健康问题，培养专业素养	小组讨论（13）： 围绕皮试液新进展，要求同学们查阅相关资料，了解皮试药物、皮试的设备等相关内容，开展小组讨论，组长汇报，根据小组讨论评分表（见表 4－3）进行评分，考查学生的专业素养、协作精神及创造精神	
	皮内注射法	2.2 专业技能 2.3 专业素养 4.2 人文素养	案例：为病人实施 4% 普鲁卡因局部麻醉	教师通过案例“为病人实施 4% 普鲁卡因局部麻醉”导入，讲解皮内注射流程及注意事项，学生分组练习、角色扮演，培养学生专业技能、专业素养；引导学生深入思考皮内注射过程中无菌原则及查对制度的应用，人文关怀理念的体现，有效沟通的重要性，培养学生的人文素养	小组讨论（14）： 围绕所给操作视频进行小组讨论，结合所学知识以小组为单位进行“找茬”，组长汇报，根据小组讨论评分表（见表 4－3）进行评分，重点考查学生对专业技能的掌握程度、专业素养及人文素养	

续表

课程模块	课程内容	双创要素	教学素材	教学实施建议	考核评价	备注
模块五：药疗技术	青霉素过敏性休克	2.1 专业知识 3.3 协作精神 4.2 人文素养	材料：病人在静脉输液过程中发生青霉素过敏性休克	教师通过视频“病人在静脉输液过程中发生青霉素过敏性休克”导入，引导学生思考此时该为病人实施的护理措施，学生分组研讨、角色扮演，将青霉素过敏性休克抢救过程拍摄为视频，上传至“学习通”。通过抢救过程的情景模拟，引导学生感知抢救成功后的职业成就感，进一步培养职业认同感，同时使学生意识到救治过程应医护协作，培养学生团队协作意识；抢救时具备高度的责任心、掌握精湛的技术和扎实的专业知识，体现爱伤观念，培养学生的人文素养	作品展示（9）： 通过案例，以小组为单位，学生分角色模拟演练青霉素过敏性休克的抢救过程，录制视频，上传“学习通”平台，根据作品展示评分表（见表4-6）进行评价，重点考查学生对专业知识的掌握程度、协作精神、人文素养	
	皮下注射法	2.1 专业素养	问题：哪些药物可以实施皮下注射	教师通过问题“哪些药物可以实施皮下注射”导入，学生查阅文献、小组讨论，成员汇报学习成果，学生汇报后教师总结临床抢救工作中，抢救药物盐酸肾上腺素即为皮下注射途径给药，实施急救时，我们应争分夺秒，正确为病人实施皮下注射及各种急救措施，以挽救病人生命，结合皮下注射实施时应遵守的无菌原则及查对制度，培养学生专业素养	小组讨论（15）： 结合皮下注射法病人长期注射皮下出血、皮肤硬结的案例，以小组为单位讨论如何避免此种情况发生以及如何减轻病人疼痛的措施，组长汇报，根据小组讨论评分表（见表4-3）进行评分，重点考查学生的专业素养	

续表

课程模块	课程内容	双创要素	教学素材	教学实施建议	考核评价	备注
模块五：药疗技术	无痛肌内注射技术	4.4 文化创意 5.4 创造精神	材料：无痛肌内注射研究进展	教师以材料“无痛肌内注射研究进展”导入，学生查阅资料、小组讨论，了解无痛注射技术；课中进行分享，教师总结无痛肌内注射进展，引导学生思考是否可以利用蚊子叮咬的原理研究无痛注射器，启发学生的文化创意激情；通过翻转课堂、小组研讨的方式，引导学生钻研新技术，激发学生创新欲望，培养学生的创造精神	小组讨论（16）： 学生查阅无痛注射技术，以小组为单位分享、讨论目前无痛注射的进展和研究动态，组长汇报，根据小组讨论评分表（见表4－3）进行评分，引导学生探索无痛注射技术，进一步培养和考查学生的文化创新、创造精神	双创能力
	静脉输液	2.3 专业素养 4.2 人文素养	材料：煤气中毒病人转运途中实施静脉输液	教师通过视频“煤气中毒病人转运途中实施静脉输液”导入，学生分组讨论不同病人静脉输液穿刺的技巧，成员汇报，教师点评使学生了解穿刺技巧，提高静脉输液穿刺成功率，结合视频中急救护士用手搓液体，随后又将其放入怀中，用体温捂热输液袋，直到输液时才从怀中取出的细节，激发专业情感，注重人文关怀，以此培养学生人文素养，强化专业素养	作品展示（10）： 设置情境，学生进行角色模拟，思考如何与一次穿刺不成功的病人沟通减少护患冲突，将此过程录制视频。上传“学习通”平台，根据作品展示评分表（见表4－6）进行评价，重点考查学生的专业素养和人文素养	

续表

课程模块	课程内容	双创要素	教学素材	教学实施建议	考核评价	备注
模块五：药疗技术	输液反应	3.3 协作精神 4.2 人文素养	材料：病人发生输液反应后医护人员及时观察抢救	教师通过材料“病人发生输液反应后医护人员如何施救”导入，引导学生思考此时该实施的护理措施，学生分组练习、角色扮演输液过程中循环负荷过重反应抢救过程。通过抢救过程的情景模拟，引导学生认识到病情观察、及时抢救、人文关怀、团队协作的重要性，培养学生的人文素养及协作精神	作品展示（11）： 围绕所给案例进行案例分析，要求学生小组协作、角色扮演，利用实验室开放时间拍摄病人不同输液反应发生后的处理视频，上传“学习通”平台，根据作品展示评分表（见表4－6）进行评价，重点考查学生的人文素养及协作精神	
	静脉输血	1.1 家国情怀 1.2 社会责任 1.4 敬业精神	材料：白求恩医生给战士输血	教师通过分享白求恩大夫援助中国人民抗日，在手术台上经常为受伤战士输血的事迹，“学习通”发起讨论，“如何理解奉献精神?”引导学生认识到互帮互助的人道主义和崇高的奉献精神的伟大，结合在临床护理工作中，大量医护人员不畏艰险，无私奉献的精神，作为今后的护理工作者，也要打好坚实的基础，为健康中国奉献的社会责任感。坚持医者仁心，人道主义理念，培养学生热爱国家和民族的家国情怀及乐于奉献的敬业精神	小组讨论（17）： 搜集新时期社会涌现的为他人疾病奉献的案例，进行小组讨论，领悟其中蕴含的社会责任感和奉献精神，组长汇报，根据小组讨论评分表（见表4－3）进行评分，重点考查学生的家国情怀、社会责任及敬业精神	

续表

课程模块	课程内容	双创要素	教学素材	教学实施建议	考核评价	备注
模块六： 危重病人护理	危重病人管理	1.2 社会责任 2.3 专业素养 3.3 协作精神	材料：医疗队员救治重症肺炎病人	教师通过分享材料“医疗队员救治重症肺炎病人”导入，“学习通”发起讨论，谈谈你的感受。引导学生思考在救治危重病人时应该具备的素质，激发社会责任感，强调救治危重病人过程中要注重团队协作，强化学生专业素养，培养学生团结协作的精神	作品展示（12）： 通过传染病流行时期医疗队员们救治大量危重病人，撰写不少于1000字小论文，思考作为优秀护理人员需要具备哪些素质，根据作品展示评分表（见表4－6）进行评价，重点考查学生的社会责任、专业素养及协作精神	
	危重病人护理	2.1 专业知识 2.3 专业素养 4.2 人文素养	材料：医护人员抢出黄金六分钟	教师通过材料“医护人员抢出黄金六分钟”导入，要求学生课前查阅资料，小组讨论危重病人抢救要点，课中成员汇报学习成果。教师总结运用马斯洛基本需要层次论为病人实施全面护理，体现以人为中心的护理理念，培养人文素养；引导学生思考在护理危重病人时应具备的专业知识及技能，培养学生的专业素养	课堂测验（7）： 就病情观察相关基础知识布置课堂测验，根据课堂测验评分表（见表4－4）进行评价，就病情观察涉及内容设置开放性题目，考查学生对专业知识的掌握程度、专业素养及人文素养	

续表

课程模块	课程内容	双创要素	教学素材	教学实施建议	考核评价	备注
模块六：危重病人护理	洗胃法	2.3 专业素养 3.1 坚强意志	材料：杀鱼弟喝百草枯	教师通过材料“杀鱼弟”服用百草枯后在山东省某三甲医院获救导入，课前“学习通”下达任务，要求学生查阅文献、小组讨论百草枯救治研究进展，课中小组成员汇报，教师总结洗胃在抢救服毒病人中的作用，引导学生一定要以乐观积极的心态对待生活。百草枯中毒后治愈率很低，而杀鱼弟是幸运的，这归功于医学的进步，引导学生树立强烈的职业价值感，培养专业素养	课堂测验（8）： 就相关专业知识进行课堂测验，根据课堂测验评分表（见表 4－4）进行评价，重点考查学生的专业素养及坚强意志	
	临终护理	1.2 社会责任 1.4 敬业精神 2.4 双创素质	材料：我国临终关怀的发展现状	教师通过材料“我国临终关怀的发展现状”导入，课前学习通发布任务，要求学生查阅文献、小组讨论，课中小组成员展示学习成果，教师总结我国临终关怀机构的发展，引导学生正确认识临终关怀服务，提高学生的临终关怀服务意识及今后愿意从事临终关怀工作的意愿，培养学生树立敬佑生命、甘于奉献的敬业精神及社会责任，结合临终关怀事业及机构发展，启迪创新思维，建学科竞赛平台，在双创导师指导下，参加创新创业训练计划项目，激发创业热情，培养学生双创素质	小组讨论（18）： 结合案例，小组研讨，对临终病人及家属进行临终关怀和护理的措施，组长汇报，根据小组讨论评分表（见表 4－3）进行评价，重点考查学生的敬业精神、双创素质及社会责任感	双创能力

续表

课程模块	课程内容	双创要素	教学素材	教学实施建议	考核评价	备注
模块六：危重病人护理	死亡概念	2.3 专业素养 4.2 人文素养	材料："告别"	教师通过视频"告别"导入，学习通讨论区发布话题，谈谈你对过度医疗延长生存时间的看法，引导学生对临终病人及家属的护理进行深度思考，注重对家属的人文关怀，以此培养学生人文素养，强化专业素养	作品展示（13）： 结合相关知识，撰写一篇关于对死亡认识的小论文，字数不少于1000字，根据作品展示评分表（见表4－6）进行评价，重点考查学生的专业素养和人文素养	

五、考核评价

根据“基础护理学”课程“五育融合”双创教育教学实施路径中考核评价栏目规定的考核方式，过程性评价与终结性评价相结合，采用多元化考核评价方式，注重学生创新精神、创业意识和创新创业能力评价。

（一）评价形式

评价形式如表4－2所示。

表4－2　评价形式表

评价形式	小组讨论	课堂测验	课后作业	作品展示
数量	18	8	4	13
占比（%）	40	20	10	30

（二）评价标准

1. 小组讨论

组长汇报。本课程过程性评价中，小组讨论共18个。组内学生自评占20%，学生互评30%；全体学生评价组长汇报情况20%；教师评价组长汇报情况占30%（见表4－3）。组长汇报成绩作为小组成员成绩。适用于所有小组讨论。

表4－3　小组讨论评分表

项目	主题突出	时间控制	仪表仪容	应变能力	回答问题	备注
权重	0.3	0.1	0.1	0.2	0.3	

2. 课堂测验

本课程过程性评价中，课堂测验共8个，每份课堂作业满分100分，通过“学习通”记录学生成绩。课堂测验题包括专业知识测试题和开放型测试题，专业知识测试题中客观题由“学习通”自动评判，主观题和开放型试题由教师评价，考查学生的作答是否情感、思想健康，符合题意，是否有深刻、丰富的内涵，是否有创新，开放型试题旨在激发学生自我表达能力和想象力，培养创新型人才（见表4－4）。适用于所有课堂测验。

表4－4　　课堂测验评分表

项目	测验完成	知识掌握	知识运用	价值正向	备注
权重	0.2	0.2	0.3	0.3	

3. 课后作业

本课程过程性评价中，课后作业共4个，根据考核内容分为报告式作业，主要考查学生是否能够根据要求查阅资料、内容和材料是否翔实、是否能够将相关专业知识及理论联系；论文式作业主要考查学生是否能综合分析问题、条理是否清晰，解决问题的方法是否有创新性。课后作业根据学生完成情况由任课教师综合评定，采用百分制赋分（见表4－5）。适用于所有课后作业。

表4－5　　课后作业评分表

项目	作业完成	知识掌握	知识运用	价值正向	备注
权重	0.2	0.3	0.3	0.2	

4. 作品展示

本课程过程性评价中，作品展示共13个，每件作品满分100分。评分方式为：组内学生评价占30%；全体学生评价占30%；教师评价占40%。作品展示评分要点见作品展示评分表（见表4－6）。适用于所有作品展示。

表4－6　　作品展示评分表

项目	理念新颖	方案合理	符合要求	新技术应用	作品完整	备注
权重	0.1	0.3	0.3	0.2	0.1	

5. 终结性评价标准

围绕“五育融合”课程创新创业教育目标，组织终结性评价包含期中考试和期末考试两类，采取百分制计分，期中考试占比10%，期末考试占比50%，采取纸笔作答。试题形式和内容突出基础性、综合性、应用性和创新性，通过设计开放型、探究型的试题，在考查专业知识的基础上，引导学生多角度认识问题，鼓励学生主动思考、启发其发散思维，考查和培养学生的探究意识和独立思考、创新能力。

（三）评价结果计算

根据《“五育融合”大学生创新创业指数综合测评办法》，计算“五育融合”课程创新创业基础指标达成度和学生创新创业基础指标达成度。

（四）评价结果使用

教师针对达成度低的分项指标进行全面分析，从教学目标设计、教学方法使用、教学环境创设、教学活动组织、学生学情等方面撰写教学反思，优化教学设计，持续改进教学，提高课程教学质量。

围绕学生个体达成度低的分项指标进行系统分析，从学生学习态度、学习习惯、学习方式等方面分析存在原因，对学生进行个性化辅导，引导学生增强创新精神，树立创业意识，提高创新创业能力。

第五章

“健康评估”课程“五育融合”创新创业教育教学设计

一、课程基本情况

本课程是护理学专业核心课程，是连接基础医学课和临床护理专业课的桥梁课程。该课程是从护理角度，研究和诊断服务对象现存的或潜在的生理、心理及社会等健康问题，让学生掌握健康评估的基本理论、基本技能和临床思维方法。本课程共80学时，5学分，其中理论48学时，实训32学时。

通过本课程的学习，学生掌握健康资料收集方法，具备常规辅助检查以及结果判断能力，为有效进行护理评估做出准确的护理诊断提供依据，从而为从事临床护理奠定坚实的基础。

二、课程“五育融合”双创教育教学目标

本课程围绕护理学专业人才培养目标，结合教学内容，落实“五育融合”要求，在创新创业教育方面达到以下教学目标：

（1）结合健康评估发展史、健康评估重要性、甲状腺评估、乳腺评估等教学内容，挖掘家国情怀、社会责任、敬业精神等双创要素，培育学生家国天下的情怀和社会责任感；

（2）结合问诊目的与意义、身体评估的方法、一般状态评估等教学内

容，挖掘双创要素，强化专业知识，丰富专业素养；

（3）结合心电图的基础知识、呼吸困难问诊等教学内容，挖掘拼搏精神、协作精神等双创元素，塑造顽强拼搏、团结协作的精神；

（4）结合腹部评估、神经系统评估等教学内容，挖掘人文素养、审美素养等双创要素，激发学生人文意识和审美意识；

（5）结合黄疸、心脏评估、肺脏评估等教学内容，挖掘工匠精神、创造精神等双创要素，培养创新意识和精益求精的工作精神。

三、课程知识与“五育”中的双创要素

（一）模块一：健康评估概述

1. 健康评估的概念及课程目标要求

健康评估是系统地收集和分析护理对象的健康资料，以明确其健康状况、所存在的问题及可能的原因，明确其护理需要，进而作出护理诊断的过程。健康评估作为护理学专业学生的核心课程，是帮助学生将医学基础知识、护理学基础知识过渡到临床护理学知识的重要桥梁。本课程旨在培养同学们能够以护理理念为指导，具有全面、系统、准确、动态地对护理对象的健康相关资料进行收集、分析和整理，以及确定其现存或潜在的护理诊断/问题的能力。要实现上述目标要求，不仅需要同学们掌握相关的知识和技能，更重要的是培养和不断提升发现问题、解决问题的临床思维能力和评判性思维能力等。结合理论教学和实践教学，引导学生深刻理解专业知识，熟练掌握专业技能，提升学生的专业素养。

2. 健康评估重要性

目前中国正在进入一个“大健康”时代，我国政府提出了建设健康中国的目标，即为人民群众提供生命周期的卫生与健康服务，国家随后发布了《“健康中国2030”规划纲要》把“共建共享、全民健康”确定为建设健康中国的战略主题，推动人人参与、人人尽力、人人享有、落实预防为主，推行健康生活方式、减少疾病发生，强化早诊断、早治疗、早康复，实现全民健康。在追求大健康时代，健康评估对于早期发现健康状态改变，实现真正

的健康有重要的意义。教师课上解读《“健康中国2030”规划纲要》，通过解读政策文件，学生了解国家对于国民健康的重视，深刻体会健康评估的必要性，树立正确的择业观，引导学生追求崇高的职业理想，增强责任感、事业心，培养学生恪尽职守、精益求精的工作态度，培养学生的敬业精神。

3. 健康评估发展历史

我国医学历史源远流长，很早就产生了比较系统的医学理论，大约在春秋战国时期，出现了现存最早的一部医学典籍《黄帝内经》，里面提到的“治未病”的理念初步阐述了健康评估的观点，这一观点经历了数千年的发展，使得健康评估在中医领域也取得了一定进展。如王琦等 2009 年以中医经典理论为依据，提出中医体质辨识是实施健康的重要依据。刘凤斌等 2008 年在中华文化背景下和中医理论指导下，建立了中医健康评估量表。结合这部分内容，教师引出健康评估发展史上著名的历史人物王琦、刘凤斌等医学名家，学习他们为了促进国民健康，锐意进取不断探索，努力创新的精神，领悟他们“医者为大、为国为民”的家国天下的情怀，培养学生的家国情怀。

（二）模块二：问诊

1. 问诊目的与意义

问诊是通过对护理对象或知情者进行有目的、有计划的系统询问，从而获得病人健康相关资料的交谈过程，通过综合分析而作出临场判断的一种方法，是健康史采集的主要手段。问诊属于健康评估的基本方法。问诊不仅是获得病人健康史等相关资料的重要手段，同时也有助于积极的护患关系的建立。为了使问诊有效地进行，达到预期目的，护士应明确各部分内容问诊的目的，并理解具体的问诊内容及相应的问诊技巧，这就需要学生掌握基本的理论和基本知识。结合这部分内容，教师引导学生加强专业知识的学习，为开展创新创业做好知识储备。

2. 问诊方法与技巧

问诊贯穿于健康评估的整个过程，在问诊过程中，学生除了要掌握问诊的方法，还要熟悉问诊的注意事项。在临床工作过程中，问诊应尽可能使用通俗易懂的语言，避免使用医学术语；问诊过程中应使用开放性提问，避免暗示性套问；问诊时还应注意适当引导病人，避免脱离问诊主题。此外作为临床护理人员在问诊时应该边问诊、边思考、边记录，以获取准确全面的健康资料。结合这部分内容，教师引导学生深刻理解健康评估的基本知识、基本理论，熟练掌握专业技能与人文知识，培养学生的专业素养。

3. 发热问诊

临床上导致发热的疾病有很多，不同疾病发热程度、发热形态以及病人的临床表现都存在着一定的差别，并且发热是很多疾病的首发症状，所以发热评估对于疾病的早发现以及某些传染病患者早隔离有着不容忽视的作用。发热病人进行护理评估时，要评估患者发热的时间、程度及诱因、伴随症状；评估患者意识状态、生命体征的变化；了解患者相关检查结果。因此，护士要有高度的责任心，并要有敏锐的观察力，善于捕捉病人的每一个细微的变化，关心病人疾苦，具有为人类健康服务的敬业精神。结合这部分内容，教师通过组织学生观看“第一线”“武汉日记 2020”等系列视频，引导学生用心感悟护理人对职业极端的热爱，对工作极端负责的道德操守和职业态度，培养他们的敬业精神。

4. 呼吸困难问诊

呼吸困难是指患者主观感到空气不足、呼吸费力，客观上表现为呼吸用力，重者可出现鼻翼翕动、张口呼吸、端坐呼吸、发绀、辅助呼吸肌参与运动，可伴有呼吸频率、深度、节律的异常。呼吸困难是呼吸衰竭的主要临床症状之一，严重时可危及患者生命。因此临床上患者发生呼吸困难时，抢救要争分夺秒，这就要求临床医务人员深刻理解专业知识，熟练掌握专业技能；抢救时医护人员之间相互协作、配合默契，把抢救病人放在第一位。结合这部分内容，帮助学生系统掌握专业知识和专业技能，互相协作团结一致，培养学生的专业素养和协作精神。

5. 咯血

咯血是喉及喉以下呼吸道出血伴随咳嗽动作经口排出，临床上导致咯血最为多见的病因是肺结核。咯血属于机体出血可以诱发循环血容量不足，并且经口排出，患者容易出现恐惧、焦虑等负性情绪。临床上出现咯血时，要评估患者的病因诱因，起病情况、持续时间、每日咯血次数及咯血量、颜色与性状以及伴随症状，还要评估咯血对患者的影响，患者有无出现负性情绪。这就要求医护人员要不仅要有扎实的理论基础，过硬的专业技能，还要有提供有温度的服务，创造舒适的环境，提升人文素养和人文关怀，缓解患者的恐惧、焦虑等负性情绪。结合本部分内容，引导学生熟练掌握专业知识和专业技能，并做个有温度的护理人员，培养学生的专业素养和人文素养。

6. 黄疸

黄疸是由于胆色素代谢障碍，血清中胆红素浓度增高，使皮肤、黏膜及巩膜发黄的症状和体征。临床上黄疸的评估包括起病急缓、持续时间、皮肤黏膜黄染的部位与色泽、粪和尿的颜色、是否伴有皮肤瘙痒及其程度，以及伴随症状。因巩膜含有较多的弹性硬蛋白，与胆红素有较强的亲和力，故黄疸患者巩膜黄染常先于黏膜、皮肤而首先被察觉。这就要求护理人员具有扎实的理论知识，敏锐的洞察力，精益求精的精神。教师通过引入“中国肝胆外科之父”吴孟超院士的事迹，引导学生感悟中国医学前辈们一丝不苟、精益求精、追求卓越的工匠精神。

7. 水肿

水肿是由于组织间隙内组织液过多而诱发的组织肿胀现象，临床上主要有肾源性水肿、心源性水肿、肝源性水肿、内分泌性水肿、营养不良性水肿以及寄生虫病相关性水肿。不同病因的水肿对患者的影响会有不同，其影响大小取决于水肿的部位、程度、发生速度和持续时间。1949 年以前，我国长江中下游的血吸虫病流行猖狂，严重损害身体健康，晚期危及生命，被称为“人间瘟神”“千年病魔”。新中国成立后，毛主席带领大批医务工作者深入疫区，为群众诊治血吸虫病，取得伟大的胜利。结合这部分内容，引导学生感悟老一辈医务工作者“医之大者、为国为民”的家国天下的情怀，培养学生的家国情怀。

（三）模块三：身体评估

1. 身体评估方法——五诊

身体评估的方法包括视诊、触诊、叩诊、听诊、嗅诊 5 种方法，是临床护士判断病情，准确做出护理诊断的重要手段，学习中不但要求学生熟练掌握操作要领，更要培养学生的临床思维能力，爱岗敬业，实事求是的科学精神，将专业理论结合临床才能以理服人。

2. 一般状态评估

一般状态评估是对护理对象一般情况的概括性评估，评估内容包括：性别、年龄、生命征、发育与体型、营养、意识状态、面容与表情等，评估方法主要以视诊为主，是临床发现病人病情变化的首要环节，引用“唤醒护理”中的一句话：“护士是医生的哨兵”以此强调护理观察的重要性，明确护理的岗位责任，引导学生立足护理学专业，养成良好的责任意识，培养学生的社会责任感。

3. 甲状腺评估

地方性甲状腺肿、甲状腺功能亢进、甲状腺良恶性肿瘤等疾病是临床常见的甲状腺疾病，甲状腺肿大往往是甲状腺疾病主要的局部体征，甲状腺评估是判断甲状腺疾病的主要方法和手段，其主要方法包括：视诊、触诊、听诊。学习中通过鉴别不同甲状腺疾病甲状腺肿大的特点，分析相关病因，了解国家关于预防甲状腺疾病的相关政策，在提升学生的专业素养的同时引导学生树立生命全周期、健康全过程的大健康观，树立报效祖国、服务人民的思想，增强责任感和使命感，激发学生“医之大者、为国为民”的家国情怀和使命担当。

4. 乳腺的评估

乳腺评估方法包括：乳腺视诊、触诊，是临床发现、诊断乳腺疾病的主要手段，随着生活水平的提高，乳腺癌的发病率逐年上升，然而乳腺癌也是为数不多的可治愈的癌症之一，关键是早筛、早诊、早治，而在临床中许多患者就诊时，已经是疾病的晚期，错失了治疗时机，所以定期的常规乳腺评估是极其重要的，其重要性在于：能够监测乳腺健康，对于乳腺早期病变能够做到早期发现、早期诊断，通过及早治疗，可以避免病变情况继续发展，从而延长患者生存时间，确保患者生活质量。因此，要求学生除了自身勤学苦练掌握乳腺评估方法外，作为医务工作者有义务对居民和患者进行乳腺自查及筛查相关知识的普及，呼吁女性重视胸前健康，关爱女性，呵护生命。

5. 心脏评估

心脏评估的基本方法包括：视诊、触诊、叩诊、听诊，尤其是听诊为临床诊断心脏疾病提供了重要的客观依据，要求学生熟练掌握，同时通过引入心脏疾病临床诊断的新进展、新成果以及新动向，引导学生对护理学专业新理论、新技术、新方法的追求，培养学生的创新思维，感悟医学前辈的创造精神、工匠精神。

6. 肺脏评估

肺脏评估属于呼吸系统疾病学习的重要基础，评估方法包括：视诊、触诊、叩诊、听诊，在讲解肺部听诊时，通过了解疫情时医护人员为了防止交叉感染用薯片筒做听诊器的故事以及海军军医大学团队研发的无线听诊器。引导学生牢记历史使命，树立中国特色社会主义共同理想，学习医务人员在工作中发现问题、解决问题的创新精神，将来为护理学专业添砖加瓦，为国家民族的伟大复兴而奋斗。

7. 腹部评估

腹部评估是消化系统疾病学习的重要基础，主要方法包括：视诊、听诊、叩诊、触诊，最主要的是触诊，其内容包括：腹壁及腹腔内脏器的触诊。操作中不但要强调学生手法娴熟，还要强调以病人为中心的理念，强化学生的人文修养，技能与人文并重，培养学生“仁心仁术、至精至微”的医学品德。

8. 脊柱四肢评估

脊柱四肢属于运动系统的组成部分，异常时往往会影响机体的运动功能实现，某些疾病甚至会导致患者终身残疾，例如脊髓灰质炎，曾经是严重危害儿童健康的急性传染病，其脊髓灰质炎病毒主要侵犯脊髓前角运动神经元，致使肌肉萎缩，骨骼畸形，如膝反张、足内翻等畸形，甚至导致弛缓性瘫痪，俗称小儿麻痹症，口服“脊灰”减毒活疫苗推广后，全球消灭“脊灰”行动取得了令人瞩目的成绩，2000 年经世卫组织确认，中国成为无“脊灰”的国家，这意味着中国千百万儿童将彻底远离小儿麻痹症，这一伟大成绩的背后承载着代代相传的科学家精神。课程中通过引用科学家的故事使学生感悟科学家们勇于探索，无私奉献的精神，激发学生的爱国热情，并愿意为人民健康学好学业，立志报效祖国、服务人民，培养学生的家国情怀。

9. 神经系统评估

神经系统是人体的司令部，可以控制机体的多种功能，神经系统发生病变时可导致机体多种生理功能的失调，甚至使病人出现不同程度的残疾，因此在进行神经系统评估时，不但要评估病人的躯体问题，更要注意病人的心理变化及社会适应能力，强调生物－心理－社会医学模式的重要性，鼓励学生临床中用执着的专业精神展现护士的职业形象美，更好地为患者服务。

（四）模块四：辅助检查

1. 实验室检查－血液标本采集

实验室检查是综合运用各种实验方法和技术对护理对象的血液、体液、分泌物排泄物进行检测，以获取反应机体功能状态、病理变化的过程，临床中可作为客观资料，协助护士观察判断病情，作出恰当护理诊断，学习中不但要求学生熟悉常见检查项目的检验目的及结果的临床意义，更要求学生严格遵守各项标本采集要求，规范采集标本以提高检验结果的准确性。通过学习引导学生树立正确的责任观，培养学生生命至上的理念，树立高度社会责任感。

2. 心电图的基础知识

将心电活动用心电图机描记下来的曲线即为心电图，是临床诊断心脏病疾病的重要方法，也是监测危重病人病情变化的重要手段。在讲解心电图产生原理时，引入心电图技术发展史，通过心电图技术发展的艰难历程，使学生感受医学家们的锐意进取的工匠精神、不畏艰难的拼搏精神以及锐意革新的创新精神和创造能力。

3. 心电图检查实训

心电图是了解病人心肌电学变化、分析与鉴别各种心律失常、为心肌梗死等各种心脏疾病临床诊断、治疗提供依据最常用的检查之一，临床应用广泛；心电图机的正确规范使用是学生必须掌握的临床技能，操作中导联连接是否正确、规范，直接影响临床结果判断。通过心电图相关知识学习及技能训练，培养学生严谨认真、一丝不苟的工作态度，进一步提升学生的专业技能水平。

四、课程“五育融合”双创教育教学实施路径

“健康评估”课程“五育融合”双创教育教学实施路径见表5－1。

表 5-1　“健康评估”课程“五育融合”双创教育教学实施路径

课程模块	课程内容	双创要素	教学素材	教学实施建议	考核评价	备注
模块一：健康评估概述	健康评估的概念与课程目标要求	2.3 专业素养	南丁格尔撰写的《护理札记》	为实现本课程的目标要求，不仅需要同学们掌握相关的知识和技能，还需要培养和不断提升发现问题、解决问题的临床思维能力等。教师通过组织学生课下阅读南丁格尔撰写的《护理札记》，学习南丁格尔精心细致的护理工作，并撰写读后感，帮助学生深刻理解理论知识，并熟练掌握专业技能，培养学生的专业素养	课后作业（1）： 通过组织学生课后阅读南丁格尔撰写的《护理札记》，并撰写心得体会，根据课后作业评分表进行评分（见表5-7），考查学生的专业素养	创业精神
	健康评估重要性	1.4 敬业精神	材料：《“健康中国2030”规划纲要》	教师课上讲解《“健康中国2030”规划纲要》，通过政策文件的解读，学生了解国家对于国民健康的重视，深刻体会健康评估的必要性，树立正确的择业观，引导学生追求崇高的职业理想，增强责任感、事业心，培养兢兢业业、精益求精的工作态度，培养学生的敬业精神	课后作业（1）： 通过组织学生分组讨论《“健康中国2030”规划纲要》，根据课后作业评分表进行评分（见表5-7），考查学生的敬业精神	创业精神

续表

课程模块	课程内容	双创要素	教学素材	教学实施建议	考核评价	备注
模块一：健康评估概述	健康评估发展历史	1.1 家国情怀	材料：王琦、刘凤斌等历史医学名家	教师给出健康评估发展的历史人物以及医学书籍等相关材料，讲授王琦、刘凤斌等历史医学名家为了促进国民的健康，锐意进取不断探索，努力创新的事迹，引导学生领悟“医者为大、为国为民”的家国天下的情怀，培养学生的家国情怀	小组讨论（2）： 通过组织学生分组讨论历史医学名家王琦、刘凤斌的为国为民事迹，根据课后作业评分表进行评分（见表5－3），考查学生的家国情怀	创新意识
模块二：问诊	问诊目的与意义	2.1 专业知识	材料：某医院主任医师查房问诊视频	为使问诊有效的进行，助产士应理解具体的问诊内容及相应的问诊技巧，这就需要学生掌握基本的理论和基本知识。教师通过引入某医院主任医师查房问诊视频，帮助学生理解掌握健康评估的基本理论和基本知识的重要性，引导学生加强专业知识学习，为开展创新创业做好知识储备	情景模拟（1）： 教师组织学生进行问诊的情景模拟，根据情景模拟评分表进行评分（见表5－6），考查学生的专业知识	创新意识
	问诊方法与技巧	2.3 专业素养	案例：问诊案例	针对本部分的内容，教师引入问诊注意事项相关的医学案例，让学生进行分组讨论，引导学生运用专业知识和专业技能找到案例中的问题，寻求合理的解决方案。结合这部分内容，教师引导学生深刻理解健康评估的基本知识、基本理论，熟练掌握专业技能与，提升学生的专业素养	小组讨论（3）： 围绕案例开展小组讨论，激励学生利用科学评判思维找到案例中存在的问题，寻求解决的合理方案，撰写报告，根据小组讨论评分表进行评分（见表5－4），考查学生专业素养	创新意识

续表

课程模块	课程内容	双创要素	教学素材	教学实施建议	考核评价	备注
模块二：问诊	发热问诊	1.4 敬业精神	材料：《第一线》《武汉日记 2020》等系列视频	发热是很多疾病的首发症状，发热评估对于一些疾病的早发现及传染病的早隔离非常重要，对发热病人进行评估时，要求护士有高度的责任心，敏锐的观察力。结合这部分内容，教师通过组织学生观看“第一线”“武汉日记 2020”等系列视频，引导学生用心感悟护理人对职业极端的热爱，对工作极端负责的道德操守和职业态度，培养他们的敬业精神	情景模拟（2）： 教师组织学生模拟发热问诊，根据情景模拟评分表进行评分（见表 5-6），考查学生的敬业精神	创业精神
	呼吸困难问诊	2.3 专业素养 3.3 协作精神	案例：急性左心衰竭病人抢救案例	结合这部分内容，教师引入急性左心衰抢救案例，并组织学生以小组（4~5人）为单位进行情景模拟，引导学生感悟临床上发生呼吸困难抢救时时间上的争分夺秒，熟练掌握专业知识和专业技能的必要性，依靠团队力量进行临床突发的抢救工作的重要性，培养学生专业素养和协作精神	情景模拟（3）： 以小组（4~5人）演示急性左心衰竭病人呼吸困难问诊，引导学生独立思考，根据情景模拟评分表（见表 5-6）进行评分，重点考查学生专业素养和协作精神	创业精神
	咯血	2.3 专业素养 4.2 人文素养	材料：肺结核患者咯血抢救病例	结合本部分内容，引入肺结核咯血抢救病例，通过情景模拟，并引导学生感悟临床上抢救患者时熟练掌握专业知识和专业技能的重要性，并学习他们抢救时的人文素养，培养学生的专业素养和人文素养	情景模拟（4）： 教师组织学生模拟肺结核咯血抢救，4~5人为一组，根据情景模拟评分表进行评分（见表 5-6），考查学生的专业素养和人文素养	创业精神

续表

课程模块	课程内容	双创要素	教学素材	教学实施建议	考核评价	备注
模块二：问诊	黄疸	5.3 工匠精神	材料：“中国肝胆外科之父”吴孟超院士的事迹	结合这部分内容，教师通过举行校园宣传周活动，讲述“中国肝胆外科之父”吴孟超院士的工匠事迹，加大工匠精神宣传力度，培养学生不断探索、精益求精、一丝不苟、追求卓越的工匠精神	课后作业（2）： 结合本次课的相关内容，撰写不少于500字的读后感，题目自拟，根据课后作业评分表（见表5－7）进行评分，重点考查学生工匠精神	创新意识
	水肿	1.1 家国情怀	材料：诗词《七律二首·送瘟神》	结合这部分内容，引入诗词《七律二首·送瘟神》，讲述新中国成立后毛主席大批医务工作者深入疫区消灭血吸虫病的故事，感悟老一辈医务工作者面对血吸虫病的肆虐，舍小我为大我的家国天下的情怀，培养学生的家国情怀	课后作业（3）： 结合本次课的内容，课后阅读诗词《七律二首——送瘟神》有关内容，撰写不少于300字的读后感。题目自拟，根据课后作业评分表（见表5－7）进行评分，重点考查学生家国情怀	创业精神
模块三：身体评估	身体评估的方法	1.4 敬业精神 2.3 专业素养	材料：南丁格尔奖章获得者聂淑娟闻识小宝宝大便的故事	学习身体评估的评估方法——嗅诊时，引入南丁格尔奖章获得者聂淑娟的故事：干部家庭的“千金小姐”聂淑娟分配至新疆医科大学第一附属医院儿科上岗后的第一件事就是学习闻识小宝宝的大便——酸臭说明消化不良，腥臭说明细菌感染。通过学习名人故事使学生意识到临床中不但要有熟练掌握操作能力，更要具有良好的临床思维能力，以及爱岗敬业、实事求是的科学精神	课后作业（4）： 课后利用虚拟仿真实训室进行评估方法的训练，并自拍训练场景的视频，根据课后作业评分表（见表5－7）进行评分，重点考查学生的专业素养及敬业精神	创新精神

续表

课程模块	课程内容	双创要素	教学素材	教学实施建议	考核评价	备注
模块三：身体评估	一般状态的评估	1.2 社会责任 2.3 专业素养	问题：如何理解《唤醒护理》中“护士是医生的哨兵”这句话	一般状态评估检查的主要方法是视诊，在讲解时，针对“唤醒护理”中“护士是医生的哨兵”组织学生进行讨论，引导学生思考：护士如何才能做好“哨兵”，以此强调护理观察在临床护理中的作用，另外通过情景模拟等活动，引导学生深刻理解专业知识的重要性，明确岗位职责，培养学生的社会责任感，激发学生学习动力，强化学生的专业素养	情景模拟（5）： 针对教师给出的案例进行讨论并根据讨论结果完成一般状态评估的情景模拟汇报，根据情景模拟评分表．（见表5－6）进行评分，重点考查学生的责任感及专业素养	创业精神
	甲状腺评估	1.1 家国情怀 1.2 社会责任	材料：“加碘盐”的故事及“大脖子病”图片	甲状腺评估是判断甲状腺疾病的主要方法和手段，讲解甲状腺评估时，通过展示甲状腺肿的图片，学习评估的方法分析可能的病因，同时了解“加碘盐”的故事，使学生从地方性甲状腺肿的防治政策以及防治专家的贡献中感悟“医之大者、为国为民”的家国情怀和使命担当，引导学生树立报效祖国、服务人民的思想，增强责任感和使命感	作品设计（1）： 根据授课内容，并查阅相关资料，课后拍摄有关甲状腺疾病防治的短视频，根据作品设计评分表（见表5－8）进行评分，在实践中培养学生的社会责任及家国情怀。	

续表

课程模块	课程内容	双创要素	教学素材	教学实施建议	考核评价	备注
模块三：身体评估	乳腺评估	1.2 社会责任 2.3 专业素养	材料：粉红丝带——全球乳腺癌防治活动的公认标识	乳腺评估方法包括：乳腺视诊、触诊，是临床发现、诊断乳腺疾病的主要手段，尤其对于乳腺癌的早期筛查意义重大，通过介绍全球乳腺癌防治活动的公认标识——粉红丝带，了解“粉红丝带”背后的故事，以此激发学生的社会责任感，通过第二课堂，鼓励学生进入社区，走向基层走到群众身边，利用专业知识进行健康宣教，关爱女性健康。通过实践活动，一方面，提升学生自身的操作技能和综合素质，另一方面使学生充分意识到护理工作在健康中国的重要作用，强化学生的使命感	课后作业（5）： 课后要求学生根据第二课堂时间内容，撰写实训报告，根据课后作业评分表（见表5－7）进行评分，重点考查学生的专业素养及社会责任	创业精神
	心脏评估	5.4 创造精神	材料：心脏导管术——福斯曼	在讲述心脏评估方法时，指导学生查阅资料了解临床心脏评估的新技术——心脏导管术，并且通过介绍心脏导管术发明人福斯曼进行自体试验事迹，使学生深刻感悟科学家们敢为人先，勇于创造的精神	课后作业（6）： 指导学生查阅资料，课后要求学生针对心脏导管术发明人福斯曼进行自体试验事迹撰写个人心得体会，根据课后作业评分表（见表5－7）进行评分，使学生深刻领悟科学家无私奉献的精神以及创造精神在学科发展中的重要意义	

续表

课程模块	课程内容	双创要素	教学素材	教学实施建议	考核评价	备注
模块三：身体评估	肺部评估	5.4 创造精神	问题：身穿防护服的医护人员是如何实现听诊的？	听诊是肺部评估的重要评估方法之一，在讲述肺部听诊常规操作后提出问题：身穿防护服的医护人员是如何实现听诊的？通过查阅资料、小组讨论，了解医护人员为防止交叉感染用薯片筒做听诊器的故事，以及某大学科研团队研制了无线听诊器，通过学习使学生感悟面对突发公共卫生事件，医务人员在工作中发现问题、思考问题、解决问题的创造精神	情景模拟（6）： 组织学生根据肺部传染性疾病案例，利用医护实训中心资源，分组进行情景模拟并且进行成果展示，根据情景模拟评分表（见表5－6）进行评分，重点考查学生的创造精神、专业素养	
	腹部评估	2.3 专业素养 4.2 人文素养	材料：医学前辈日常查体中的“小”事	腹部评估属于消化系统疾病学习的重要基础，主要方法包括：视诊、听诊、叩诊、触诊，最主要的是触诊，其内容包括：腹壁及腹腔内脏器的触诊。授课中通过引入国内医学大家们在日常查体中的一些“小事”，比如，冬天查房时，先把手在口袋里焐热，然后再去接触病人的身体；为病人做完检查后，顺手为他们拉好衣服、系腰带，掖好被角，强化学生的人文修养，自觉践行老医学家们“仁心仁术、至精至微”的医学品德	情景模拟（7）： 组织学生利用虚拟仿真实训室进行情景模拟训练，4～5人为一组，完成腹部评估，根据情景模拟评分表（见表5－6）进行评分，重点考查学生的专业素养及人文素养	

续表

课程模块	课程内容	双创要素	教学素材	教学实施建议	考核评价	备注
模块三：身体评估	脊柱四肢评估	1.1 家国情怀	材料：“糖丸”爷爷的事迹	脊柱四肢评估内容主要包括评估方法、常见异常表现及病因。学习引起脊柱四肢异常表现的常见病因——脊髓灰质炎时，引导学生查阅“糖丸”爷爷顾方舟的事迹，组织小组讨论，通过学习顾方舟“一生只做一件事”的“糖丸”精神使学生感悟科学家们勇于探索，无私奉献的精神，激发学生的爱国热情，并愿意为人民健康学好学业，立志报效祖国、服务人民，培养学生的家国情怀	小组讨论（4）： 教师指导学生针对“糖丸”爷爷顾方舟的事迹进行讨论，4～5人为一组，并撰写个人报告根据小组讨论评分表（见表5－4）进行评分，重点考查学生的家国情怀	
	神经系统的评估	4.1 审美素养 4.2 人文素养	问题：如何理解护理既是科学又是一门艺术	神经系统是人体的司令部，可以控制机体的多种功能，神经系统发生病变时可导致机体多种生理功能的失调，甚至使病人出现不同程度的残疾，因此在评估此类患者时，不但要评估病人的躯体问题，更要注意病人的心理变化及社会适应能力，强调临床中技能与人文并重，并且通过小组讨论“如何理解护理即是一门科学，又是照顾生命的艺术”培养学生的审美素养，使学生意识到护士护理的不是疾病而是病人，鼓励学生用执着的专业精神展现护士的职业形象美，更好地为患者服务	小组讨论（5）： 教师组织学生针对“护理既是科学又是一门艺术”进行讨论，4～5人为一组，撰写讨论报告根据小组讨论评分表（见表5－4）进行评分，培养学生的审美素养及人文素养	

续表

课程模块	课程内容	双创要素	教学素材	教学实施建议	考核评价	备注
模块四：辅助检查	血液一般检查——血液标本采集	1.2 社会责任	材料1：一名实习生从静脉输液端给病人抽血急查血糖导致结果出现偏差的案例 材料2：一代医界宗师张孝骞的警示名言“戒、慎、恐、惧”	通过举例一名实习生在静脉输液端给患者抽静脉血急查血糖导致结果出现偏差，来讲解规范的标本采集对检验结果的重要性，并组织学生讨论一代宗师张孝骞的警世名言以此告诫学生，并重温“健康所系，性命相托”的誓言，引导学生树立正确的责任观，培养学生生命至上的理念，高度社会责任感	课后作业（7）： 布置课后作业，根据张孝骞工作中的座右铭“戒、慎、恐、惧”写一份500字左右的感悟，根据课后作业评分表（见表5－7）进行评分，重点考查学生的责任意识	
	心电图的基础知识	3.2 拼搏精神 5.3 工匠精神 5.4 创造精神	材料：心电图机的“前世今生”	教师在讲述心电图的发生原理时，引导学生查阅有关心电图的发展史，回顾历史，我们知道心电图的发明并非一蹴而就，而是经历了许多人的艰苦探索。通过了解心电图发展的艰难历程，使学生感受医学家们的锐意进取的工匠精神、不畏艰难的拼搏精神以及锐意革新的创新精神和创造能力，从而激发学生的探索热情	小组讨论（6）： 教师指导学生针对心电图发展史进行讨论，4～5人为一组，完成报告撰写，根据小组讨论评分表（见表5－5）进行评分，在此过程掌握所学知识，并深刻领悟医学家们的拼搏精神、工匠精神及创造精神	

续表

课程模块	课程内容	双创要素	教学素材	教学实施建议	考核评价	备注
模块四：辅助检查	心电图检查实训	1.4 敬业精神 2.3 专业素养	问题：如果操作中病人左右手导联线接反了，心电图会发生改变吗？ 教学案例：一位眼病患者入院常规做心电图检查，因操作者操作失误，导致误认为有心脏疾患而延误了眼部手术治疗	进行心电图描记时教师首先提出问题：如果操作中病人左右手导联线接反了，心电图会发生改变吗？组织学生根据所学知识进行讨论，然后鼓励学生通过实践验证讨论结果，同时列举教学案例：一名眼部疾患病人，入院后因常规心电图检查，操作中左右手导联线接反被误诊为高侧壁异常 Q 波而延误手术，以此警示学生。要求学生勤学苦练，熟练掌握专业知识和技能，并以此培养学生对工作极端负责的道德操守和职业态度	小组讨论（7）： 教师提出问题：如果操作中病人左右手导联线接反了，心电图会发生改变吗？组织学生 4～5 人为一组进行讨论，组长汇报讨论结果，根据小组讨论评分表（见表 5－3）进行评分，重点考查学生的专业素养	

五、考核评价

根据“健康评估”课程“五育融合”双创教育教学实施路径中考核评价栏目规定的考核方式，过程性评价与终结性评价相结合，采用多元化考核评价方式，注重学生创新精神、创业意识和创新创业能力评价。

（一）评价形式

评价形式如表5－2所示。

表5－2　　评价形式表

评价形式	小组讨论	情景模拟	课后作业	作品设计
数量	6	8	6	2
占比（%）	27	36	27	10

（二）评价标准

小组讨论。

方式一：小组讨论，组长汇报。组内学生自评占20%，学生互评30%；全体学生评价组长汇报情况20%；教师评价组长汇报情况占30%。组长汇报成绩作为小组成员成绩（见表5－3）。适用于小组讨论（1）（2）（7）。

表5－3　　小组讨论评分表（1）

项目	主题突出	时间控制	仪表仪容	应变能力	回答问题	备注
权重	0.3	0.1	0.1	0.2	0.3	

方式二：小组讨论，个人撰写讨论报告。组内学生自评占30%，学生互评40%，教师评价学生撰写报告情况占30%（见表5－4）。适用于小组讨论（3）（4）（5）。

表 5 –4　　小组讨论评分表（2）

项目	逻辑分析	沟通能力	人际合作	举止与仪表	组织协调	备注
权重	0.3	0.3	0.1	0.1	0.2	

方式三：小组讨论，小组撰写讨论报告。组内学生自评占 30%，学生互评占 40%，教师评价小组报告撰写情况占 30%。小组报告成绩作为小组成员成绩（见表 5 –5）。适用于小组讨论（6）。

表 5 –5　　小组讨论评分表（3）

项目	主题突出	时间控制	仪表仪容	应变能力	回答问题	备注
权重	0.3	0.1	0.1	0.2	0.3	

情景模拟。本课程过程性评价中，情景共 7 个，每次情景模拟满分 100 分，评分方式为：组内学生评价占 30%；全体学生评价占 30%；教师评价占 40%（见表 5 –6）。情景模拟评分要点见作品设计评分表。适用于所有作品设计。

表 5 –6　　情景模拟评分表

项目	设计合理	符合要求	新技术应用	情景模拟完整	备注
权重	0.4	0.3	0.2	0.1	

课后作业。本课程过程性评价中，课后作业共 7 个，根据考核内容分为报告式作业，主要考查学生是否能够根据要求查阅资料、内容和材料是否翔实、是否能够将相关专业知识及理论联系，适用于课后作业（1）（2）（3）（4）（5）（6）（7）。课后作业根据学生完成情况由任课教师综合评定，采用五级制方式赋分（见表 5 –7）。

表 5 –7　　课后作业评分表

项目	作业完成	知识掌握	知识运用	价值领悟	备注
权重	0. 4	0. 2	0. 2	0. 2	

作品设计。本课程过程性评价中，作品设计共 1 个，每件作品满分 100 分。评分方式为：组内学生评价占 30%；全体学生评价占 30%；教师评价占 40%。作品设计评分要点见作品设计评分表（见表 5 –8）。适用于所有作品设计。

表 5 –8　　作品设计评分表

项目	理念新颖	方案合理	符合要求	技术应用	作品完整	备注
权重	0. 1	0. 3	0. 3	0. 2	0. 1	

终结性评价标准。围绕“五育融合”课程创新创业教育目标，组织终结性评价包含期中考试和期末考试两类，采取百分制计分，期中考试占比 15%，期末考试占比 25%，采取纸笔作答。试题形式和内容突出基础性、综合性、应用性和创新性，通过设计开放型、探究型试题以及非标准答案的试题，在考查专业知识的基础上，引导学生多角度认识问题，鼓励学生主动思考、发散思维，考查和培养学生的探究意识和独立思考、创新能力。

（三）评价结果计算

根据《“五育融合”大学生创新创业指数综合测评办法》，计算“五育融合”课程创新创业基础指标达成度和学生创新创业基础指标达成度。

（四）评价结果使用

教师针对达成度低的分项指标进行全面分析，从教学目标设计、教学方法使用、教学环境创设、教学活动组织等方面撰写教学反思，优化教学设计，持续改进教学，提高课程教学质量。

围绕学生个体达成度低的分项指标进行系统分析，从学生学习态度、学习习惯、学习方式等方面分析存在原因，对学生进行个性化辅导，引导学生增强创新精神，树立创业意识，提高创新创业能力。

第六章

“内科护理学”课程“五育融合”创新创业教育教学设计

一、课程基本情况

“内科护理学”是护理学专业的一门专业核心课程，是研究内科常见疾病的病因、临床表现、诊断、治疗及对内科疾病病人进行整体护理的一门临床护理课程，共 112 学时，7 学分，其中理论 94 学时，实训 18 学时。

通过本课程的学习，使学生了解内科护理学常见病、多发病的病因及发病机制，熟悉内科护理学常见病、多发病的实验室检查、诊断及治疗，掌握内科护理学常见病、多发病的临床特点及护理要点，能运用护理程序对内科疾病病人进行护理评估，分析和解决护理常见问题，使学生具备制订护理计划并为护理对象实施整体护理的能力，具备内科常见诊疗技术与护理能力，配合急危重症抢救、应急救护，为从事临床护理工作奠定基础。

二、课程“五育融合”双创教育教学目标

本课程围绕护理学专业人才培养目标，结合教学内容，落实“五育融合”要求，在创新创业教育方面达到以下教学目标：

（1）结合慢性阻塞性肺疾病概述、消化性溃疡病因、尿路感染病因等教学内容，挖掘家国情怀、社会责任、诚信品质、敬业精神元素，培育学生增强使命感、树立社会责任感、谨言慎行、爱岗敬业。

（2）结合肺部感染病因、呼吸衰竭病人治疗与护理、循环系统疾病概述、急性心力衰竭病因等教学内容，挖掘双创要素，加强学生专业知识学习、强化专业技能、丰富专业素养、不断提升双创素质。

（3）结合急性心力衰竭抢救、冠心病病因、原发性高血压健康指导等教学内容，挖掘坚强意志、拼搏精神、协助精神等元素，塑造坚定信心、顽强拼搏、团结协作、共同奋进的精神面貌。

（4）结合慢性支气管炎病因、类风湿关节炎护理、脑梗死护理等教学内容，挖掘审美素养、人文素养、文化创意元素，培养学生善于发现美、创造美，感悟人文情怀，激发创新灵感和创造意识。

（5）结合急性心力衰竭衰竭抢救、肝硬化护理、脑出血护理等教学内容，挖掘劳模精神、工匠精神、创造精神元素，培养学生甘于奉献、精益求精、敢为人先、勇于创新的精神。

三、课程知识与“五育”中的双创要素

（一）模块一：呼吸系统疾病病人的护理

1. 呼吸系统概述

据2015年中国统计年鉴结果显示，我国前10位死亡率中，呼吸系统疾病在城市及农村人口的主要疾病死亡率及死因构成中均占第4位，仅次于恶性肿瘤、脑血管疾病和心血管疾病，发病率逐年增加，呈慢性病程。慢性呼吸系统疾病的发生与进展，与空气污染有密切关系，较低浓度的污染物也会刺激呼吸道引起支气管收缩，使呼吸道阻力增加并减弱呼吸功能。通过此部分，使学生深刻了解到空气污染对于呼吸健康的影响，引导学生树立和践行“绿树青山就是金山银山”的理念，坚持保护环境的基本国策，形成良好的责任意识，树立社会责任感。

2. 肺部感染病因

肺部感染按患病环境分类可以分为社区获得性肺炎（community acquired pneumonia，CAP）和医院获得性肺炎（hospital acquired pneumonia，HAP），HAP以呼吸机相关肺炎最为多见，治疗和预防较困难。在学习此部

分时，引导学生查阅目前治疗相关性肺炎的新进展、新方法，引用呼吸机相关性肺炎患者病原体检测新的临床应用，让学生深刻理解并自觉培育科学精神，加强专业知识学习，为开展创新创业做好知识储备。

3. 肺部感染预防与护理

肺部感染流行病学在近年来发生了较大的变迁，耐药率及难治性病例也随之增多。传播途径主要是通过呼吸道传播，一旦病原微生物经过飞沫、空气传播到抵抗力低下人群中，往往就会引起呼吸道感染。对于易感人群，疫苗接种是预防肺炎主要措施。通过肺部感染预防与护理内容，让学生体会我国疫苗接种政策的优越性，感受国家的强大，同时使学生意识到，个人前途与国家命运的同频共振、不可分割，接种疫苗既是我国公民的权利也是应履行的义务，强化学生的全民健康意识，培养学生科学系统的思维模式和全局观念。

4. 肺结核概述

肺结核是由结核分枝杆菌引起的慢性肺部感染性疾病，痰菌（+）者称为传染性肺结核。结核病呈现高感染率、高患病率、高耐药率、死亡人数多和地区患病率差异大的特点。近年来，随着结核病防治工作的大力开展，我国结核病总的疫情虽有明显下降，但流行形势仍十分严峻。引导学生感悟肺结核防治的重要性，强化专业知识。引用链霉素研发的故事，引导学生深刻理解链霉素的发现绝非偶然，而是精心设计、有系统的长期研究的结果，培养学生尽职尽责的担当、精益求精的追求与创新精神。

5. 肺结核防治

肺结核被列为我国重大传染病之一，是严重危害人民群众健康的呼吸道传染病。肺结核的预防应该从控制传染源、切断传播途径、保护易感人群三方面进行。保护易感人群的主要措施有卡介苗接种，其接种对象主要为未受感染的新生儿、儿童及青少年。接种卡介苗是我国预防接种、免疫规划的政策方针之一。介绍我国预防接种、免疫规划的政策方针，让学生认识到预防接种是政府提供的一项重要基本公共卫生服务，进而使学生体会到中国特色社会主义制度的优势，把爱国与爱家统一起来，为中华民族大家庭做出贡献的追求。

6. 支气管哮喘概述

支气管哮喘（bronchial asthma）是气道慢性炎症为特征的异质性疾病，这种慢性炎症与气道高反应性相关，通常出现广泛而多变的可逆性呼气气流受限，导致反复发作的喘息、气急、胸闷和（或）咳嗽等症状，强度随时间变化。若长期反复发作可并发肺源性心脏病、支气管扩张等慢性呼吸系统疾病。通过支气管哮喘概述，引导学生勤于思考，充分认识支气管哮喘的危害，重视哮喘规范化治疗，提高预防意识。在专业学习过程中，培养学生熟悉掌握支气管哮喘的基本知识与基本技能，运用创新思维发现问题、解决实际护理中较复杂的问题，同时提高护理对象早期识别、自我救治能力，进而降低哮喘的死亡率。

7. 支气管哮喘护理

支气管哮喘急性发作时，可以根据病情的严重程度分级，分为轻度、中度、重度和危重度四级。护理哮喘病人时，需通过护理评估识别哮喘发作的先兆表现和病情加重的征象，根据不同分级给予对症护理。引用张孝骞先生的名言“病人以性命相托，我们怎能不诚惶诚恐，如临深渊，如履薄冰”，强调“缜密精细”体格检查的重要性，在护理查房中，培养学生团队协作意识。同时鼓励学生积极参与开放性实验，在讨论分析过程，引导学生自主学习、合作学习、探究学习，深刻理解支气管哮喘护理相关知识，指导病人或家属掌握正确使用药物吸入技能，提升学生专业素养。

8. 慢性支气管炎的病因

慢性支气管炎是气管、支气管黏膜及周围组织的慢性非特异性炎症。本病的病因尚不完全清楚，可能是多种环境因素与机体自身因素长期相互作用的结果。临床证明，慢性支气管炎的复发与大气污染息息相关，慢性支气管炎患者在雾霾天更容易引起。除此，野生动物的病原体突破物种屏障也会感染给人类，导致慢性支气管炎的复发与加重。通过此部分，让学生认识到生态环境的破坏已经威胁到人类的健康和生存，强调践行“坚持人与自然和谐共生”重要人文理念，呼吁尊重自然，敬畏生命，善待野生动物，增强学生保护环境的责任感，成为保护环境的倡导者和践行者。融合多元文化，组织学生参加保护环境、关爱健康创意设计大赛，培养学生的求同存异思维，增强学生创意、创新和创业能力。

9. 慢性阻塞性肺疾病概述

慢性阻塞性肺疾病（Chronic Obstructive Pulmonary Disease，COPD）是一种具有气流阻塞特征的慢性支气管炎和（或）肺气肿，可进一步发展为肺心病和呼吸衰竭的常见慢性疾病。与有害气体及有害颗粒的异常炎症反应有关，致残率和病死率很高。COPD 重要危险因素之一是吸烟，烟草中的焦油、尼古丁和氢氰酸等化学物质具有多种损伤效应，使气道净化能力下降、黏液分泌增多、气道阻力增加和诱发肺气肿形成等。通过慢性阻塞性肺疾病概述，让学生认识吸烟的危害，同时呼吁杜绝烟草，珍爱健康，为“健康中国”保驾护航。教育学生树立正确的社会责任感，强化护理服务质量意识和使命担当，强化报效祖国、服务人民的思想。

10. 慢性阻塞性肺疾病临床表现

慢性阻塞性肺疾病起病缓慢，病程较长，主要症状包括慢性咳嗽、咳痰、气短或呼吸困难、喘息和胸闷、其他症状等。由于 COPD 可引起肺功能进行性减退，严重影响病人的劳动力和生活质量，从而造成巨大的社会和经济负担，患者及家属也会引起极大心理压力。COPD 病情严重程度评估通常采用症状评估、肺功能评估、急性加重风险评估等。COPD 病情观察中，除了上述评估，还要注意观察疾病早期、中期、晚期病人的精神心理状态。医生不仅要关注病人的身体健康，也应关注病人的心理健康。培养学生的爱心、耐心、同情心、责任心，学会体会病人的病痛和心情，培养学生以人为中心，通过有温度的护理服务，创造舒适的护理环境，提高学生人文素养与人文情怀。

11. 呼吸衰竭病人治疗与护理

呼吸衰竭病人治疗、护理时要注意纠正低氧血症，对于严重缺氧和伴有二氧化碳潴留、有严重意识障碍、出现肺性脑病的病人应使用机械通气以改善低氧血症。目前俯卧位通气（Prone position ventilation，PPV）被认为是纠正急性肺损伤（Acute lung injury，ALI）和急性呼吸窘迫综合征（Acute respiratory distress syndrome，ARDS）患者难治性低氧血症的一种简便、易行的治疗护理措施。指导学生查阅治疗、护理呼吸衰竭的新进方法，思考呼吸衰竭的发生原因、如何预防、诊断、有效治疗和护理，引导学生将理论知识与临床实践相结合。在整个学习过程中，引导学生自主学习、合作学习、探究学习，掌握专业基本理论，了解国际前沿学术发展、最新研究成果，培养学生综合运用已知的知识、技能，为开展创新创业做好能力培养。

（二）模块二：循环系统疾病病人的护理

1. 循环系统疾病概述

《中国心血管病报告2015》概要指出，我国心血管疾病患病率处于持续上升阶段，估计全国心血管疾病患者2.9亿人。每5个成人中有1人患心血管病。心血管病死亡占城乡居民总死亡原因的首位，为当今社会重要的公共卫生问题。因此积极开展心血管疾病的防治和护理工作及危险因素的干预具有重要意义。通过此内容，让学生认识到心血管疾病已成为当今社会的重大公共卫生问题，加强心血管病的防治工作刻不容缓，强调我们的服务对象是“人”，而不仅仅是“病人”，以激发学生的社会责任感、使命感。近年来，以多学科合作为基础的心血管病一级预防、慢病管理和综合心脏康复已越来越受到重视，基于互联网的移动医疗给病人的全面、全程管理也带来了全新的模式、思维和希望。鼓励学生充分利用大学生科技园、大学生创业园、创业孵化基地等，建立指导帮扶体系，通过专业学习、强化专业知识、增强学生专业技能、丰富专业素养，不断提升学生双创素质。

2. 慢性心力衰竭临床表现

慢性心力衰竭是心血管疾病的终末期表现和最主要的死亡原因，是21世纪心血管领域的两大挑战之一。因此早期识别、早期干预慢性心力衰竭是我们医务人员的主要职责。心功能分级为慢性心力衰竭常用的心功能评估方法，采用美国纽约心脏病协会（New York Heart Association，NYHA）的心功能分级方法，简单易行，临床应用最广，但其缺点是仅凭病人的主观感受进行评价，其结果与客观检查发现并不一定一致，且个体间的差异较大。通过此部分，引导学生总结慢性心力衰竭的临床表现，培养学生的临床思维能力，以增强学生在护理过程中发现问题、解决问题的能力，强化专业基本理论和基本知识，为开展创新创业做好知识储备。

3. 急性心力衰竭病因

急性心力衰竭主要病因有慢性心衰急性加重，急性心肌坏死或损伤，急性血流动力学障碍所致。有基础心脏病的病人，当输液或输血过多、过快时引发血容量增加，可诱发急性心力衰竭。心脏病的病人输液时要限制入量、控制好滴速，护士要对病人做好宣教，避免病人自行调节滴速导致输液过快。让学生认识到工作中有效沟通的重要性，培养学生运用临床思维方式发现、解决护理问题，树立严谨、一丝不苟的工作态度，进一步提高学生的专业素养。

4. 急性心力衰竭抢救

急性心力衰竭起病急、病情重、病情变化快、死亡率高，对临床护士无论在知识上、技能上、个人修养等方面都提出了更高的要求。病人恐惧或焦虑可导致交感神经系统兴奋性增高，使呼吸困难加重。医护人员在抢救时必须保持镇静、操作熟练、忙而不乱，使病人产生信任与安全感。急性心力衰竭病人抢救时，让学生认识到，抢救成功需要医护人员具备娴熟的操作技能、团队协作、拼搏精神，让学生感悟医务人员的工匠精神、创造精神以及精诚协作精神。

5. 心脏瓣膜病病因

随着人类文明和科学技术的进步，社会经济的发展和人们生活水平的提高，病因和疾病谱发生了很大的变化，心脏瓣膜病就是典型的案例。过去生活条件差，以风湿性心脏瓣膜病为主要表现，随着生活和医疗水平的提高，人群患病率正有所下降。通过此内容，让学生充分认识到近几十年国内心内科病房疾病谱的巨大变化，深深体会中国共产党领导下的中国发展，以激发学生爱国热情及民族自豪感。

6. 心律失常护理

心律失常的临床类型有很多，其严重程度与临床类型密切相关，例如窦性心动过速、房早、偶发室早（正常人可见），主要与情绪、精神紧张、过度劳累密切相关，适当调整自己的生活状态，可以改善室早二联律、三联律、频发多源室早、室速，而室颤却是心律失常的严重类型，往往危及病人的生命，需要临床医护人员准确识别、严密观察、迅速处理。通过心律失常护理，强调学生在临床中除了应具备扎实的理论基础外，同时还要注意关注病人的心理健康，以此培养学生的专业知识及人文素养。

7. 冠心病病因

目前冠心病是威胁人类健康的常见病，随着我国经济的发展，冠心病发病率逐年增加，发病年龄呈明显的年轻化趋势。学习冠心病病因时，引导学生认识到冠心病不是只有老年人才得，发病年龄越来越年轻化，目前发病年龄范围为 35 ~ 55 岁，告诫学生不良生活方式的危害，要养成坚持锻炼身体的好习惯，以达到增强体质、健全人格、锤炼意志的目的。

8. 心肌梗死抢救

心肌梗死是急性冠脉综合征（ACS）的严重类型，起病急，进展快，院前死亡率高。心梗的预后与梗死范围的大小、侧支循环建立情况以及治疗是否及时、恰当有关。心肺复苏是院前急救的主要措施。强调全民普及心肺复苏技术的重要性，同时引导学生学习施救者危难之中的凡人善举，弘扬人间大爱的精神。培养学生增强社会责任感，提升专业素养。

9. 原发性高血压概述

原发性高血压是临床最常见的慢性病之一，也是发生心脑血管疾病最重要的危险因素，可导致脑卒中、心力衰竭等严重并发症，严重影响病人的生活质量。我国伴随人口老龄化、城镇化的进程，人们生活方式饮食结构的改变，导致我国原发性高血压病人数量显著增加，并逐渐趋于年轻化。目前我国原发性高血压存在发病率、致死率、致残率高，知晓率、治疗率、控制率低的特点，因此高血压防治任务十分艰巨。结合我国近年来高血压防控强调高血压健康教育的重要性，引导学生发挥自己的想象力，为提高我国高血压知晓率、治疗率及控制率出谋划策，培养学生感恩社会、肩负使命，形成民族责任感，树立正确的创新创业认知。

10. 原发性高血压健康指导

原发性高血压属慢性病，发展缓慢，如得到合理正确的治疗，一般预后良好。否则易发生靶器官损害，死亡原因以脑血管病常见，其次为心力衰竭和肾衰竭。在学习原发性高血压健康指导时，为了提高社区居民高血压防治知识，让学生深入体会病人及家属的心情，带领学生走进社区，学生初次进入社区与居民进行深入接触，会遇到各种困难，通过此次社会实践，锻炼学生的坚强意志，培养学生坚定信心、顽强奋斗的意志，同时培养学生运用已知的知识、技能和方法开展创新创业活动，不断提升学生双创素质。

（三）模块三：消化系统疾病病人的护理

1. 消化性溃疡病因

近年来随着社会发展、医学科学的发展，我国消化系统疾病谱发生了很大的变化。确认幽门螺杆菌（HP）感染是消化性溃疡的重要病因，幽门螺杆菌的发现和研究进展，使消化性溃疡被彻底治愈成为可能，其发病率已呈下降趋势。1984 年，巴里·马歇尔（Barry J. Marshall，1951）和另一位医生 Morris 为了进一步证实幽门螺杆菌就是导致胃炎、消化性溃疡的罪魁祸首，不惜喝下含有这种细菌的培养液，大病一场。让学生感受医学前辈为追求真理甘于奉献的敬业精神；同时引导学生不论是在学习中，还是在将来执业、创业过程中，都要有勇于克服困难、不怕挫折，要有敢闯会干的拼搏精神和创新精神。

2. 消化性溃疡实验室检查

内镜检查为诊断消化性溃疡的主要手段，目前消化内镜几乎可以到达消化系统的所有脏器，不仅可以观察到病变部位的外观变化，直接取标本进行病理学检查，还可以在内镜下行局部微创治疗。当然这些新技术的出现也给我们的护理工作提出了更高的要求。引导学生感知科技进步给人类带来的福音。同时能够让学生发现伟大的发明就源于身边，要勤于思考，勇于探究，善于发现，勇于创新，培养学生创造精神。

3. 肝硬化护理

病毒性肝炎具有传染性，肝硬化最常见的病因是病毒性肝炎。在肝硬化病人的护理中可能会对护理人员及家属造成一定的心理困扰。肝硬化病人大量腹水时，应避免使腹内压突然剧增的因素，例如剧烈咳嗽、打喷嚏等，保持大便通畅，避免用力排便。南丁格尔奖章获得者青岛市传染病护士李桂美，曾经为了减轻病人的痛苦，用手为晚期肝硬化老人一点一点地抠出干结的大便，充分体现了我们护理老前辈爱岗敬业、甘于奉献、敬畏生命、守护生命的精神，培养学生敬业精神，指导学生在实践中努力向榜样看齐，践行劳模精神。

4. 肝性脑病护理

肝性脑病是由于严重肝病引起的以代谢紊乱为基础的中枢神经功能失调

的综合征，表现出不同程度的意识障碍，使护理工作者不管在技术、体力、心理方面都面临着很大的压力。肝性脑病病人护理时，要密切注意病人早期征象，通过病人的意识障碍及行为异常情况，判断病人的临床分期，若有异常及时协助医生处理。让学生认识到在整个护理中，不仅体现出娴熟的专业技能，还要体现良好的职业道德、人文关怀。培养学生遵守规则、相互配合，相互促进，成为利益共同体，培养学生集体荣誉感，并鼓励学生在护理中进行创新。

5. 上消化道大出血护理

上消化道大出血是临床常见急症，特别是门静脉高压合并食管胃底静脉曲张破裂出血时，出血量大、急、病情凶险、病死率高，有效的紧急止血是挽救生命改善预后的关键，三腔两囊管压迫止血具有携带简便、操作简单的特点，是院前急救的主要措施，但置管时需要病人的有效配合才能快速准确置管，为抢救赢得时间。病人因恐惧固执地拒绝插三腔管止血，医护人员要关心、安慰病人，抢救时要忙而不乱，减少病人焦虑。让学生感悟医务工作者良好的职业素养，团结协作、相互配合、共同奋进的精神风貌。培养学生在学习及临床实践工作中要具有专业素养、协作意识及人文素养。

（四）模块四：泌尿系统疾病病人的护理

1. 肾小球肾炎疾病护理

肾小球疾病是一组主要累及双肾肾小球的疾病，以血尿、蛋白尿、水肿、高血压和不同程度肾功能损害为主要临床表现。根据病因可分为原发性、继发性和遗传性三类。根据起病急缓又可分为急性肾炎综合征、慢性肾炎综合征和急进性肾炎综合征。通过肾小球肾炎疾病护理，引导学生明确护士的责任所在和护理职业背后的社会影响力，从而强化专业技能学习。在理论与实践中培养学生的社会责任感和诚信品质。

2. 尿路感染病因

尿路感染是由于各种病原微生物感染所引起的尿路急、慢性炎症，简称尿感，主要表现为尿频、尿急、尿痛等症状。留置导尿管或拔除导尿管 48 小时内发生的感染称为导管相关性尿路感染。《导尿管相关尿路感染预防与控制技术指南》指出 5 种降低导管相关性尿路感染发生风险的措施，可显著降低导管相关性尿路感染。通过此内容，引导学生查阅导管相关性尿路感染的发生率、预防与护理措施的材料，培养学生具有慎独的职业操守，严格遵守并执行各项护理制度及规范，减少尿路感染；让学生了解医护行业的同时，培养学生自主学习和团队协作精神。

3. 慢性肾衰竭概述

慢性肾衰竭（CRF），简称慢性肾衰，指各种原发性或继发性慢性肾脏病进行性进展引起肾小球滤过率（GFR）下降和肾功能损害，出现以代谢产物潴留，水、电解质和酸碱平衡紊乱和全身各系统症状为主要表现的临床综合征。在学习慢性肾衰概述部分，向学生介绍泌尿外科奠基人吴阶平的事迹，学习老一辈科研工作者仁者大爱、爱国、敬业的精神。引导学生感悟青年一代献身中国特色社会主义建设的历史使命，激发学生的探索精神，主动担负起献身中国特色社会主义建设的历史使命。同时教育学生树立为祖国强盛、民族振兴而积极双创的意识，培育学生“医者匠心”精神。

（五）模块五：血液系统疾病病人的护理

1. 血液系统疾病概述

血液系统由血液和造血器官及组织所组成。血液系统疾病系指原发或主要累及血液和造血器官的疾病，简称血液病。血液学近年来发生了突飞猛进的发展，对整个医学科学有重大影响。通过血液系统疾病概述的教学，使学生建立对血液及造血系统的认识，熟悉血液及造血系统疾病的诊断与治疗原则。引导学生查阅血液学发展史中重要的发明和发现，培养学生具备专业素养的基础上，同时具有从事创新创业实践的素质和能力。

2. 贫血概述

贫血是指单位容积外周血液中血红蛋白浓度、红细胞计数和血细胞比容低于相同年龄、性别和地区正常值低限的一种常见的临床症状。贫血不是一种独立的疾病，各系统疾病均可引起程度不同的贫血。引起贫血病因有失血性贫血、红细胞破坏增多、红细胞生成减少所致，除此，疟疾也会破坏红细胞，导致出现贫血。学习贫血概述部分，通过讲解传统祖国医学的经验事迹，激发学生对传统中医文化的自豪感，树立报效祖国、服务人民的思想，增强责任感和使命感。导入诺贝尔奖得主屠呦呦研制抗疟药，培养学生不怕困难、迎难而上、奋力拼搏的精神和激励学生具备创新创业的勇气。

3. 缺铁性贫血护理

缺铁性贫血（IDA）属于小细胞性贫血，是由于机体贮存铁减少，影响血红素合成所引起的贫血。缺铁性贫血病因包括需铁量增加而铁摄入不足，铁吸收障碍，铁丢失过多等因素相关。贫血会导致全身各个系统缺血缺氧，例如心脑血管缺血、缺氧可能会出现急性心脑血管事件发生，比如急性心肌梗死、脑梗死，而消化系统缺血、缺氧也可以导致腹胀、纳差、嗳气、消化不良。缺铁还会引起黏膜炎，有一部分患者还会出现饮食的改变，比如异食癖，是指进食一些泥土、木料等。通过讲解使学生了解缺铁性贫血的常见病因，认识病因治疗的重要性，熟悉缺铁性贫血的特征性表现及实验室检查特点，激发学生的学习兴趣，营造以学生为中心的课堂氛围，培养学生分析问题、解决问题和综合应用知识的能力。通过本知识点的学习，培养学生良好的专业素养。

4. 再生障碍性贫血护理

再生障碍性贫血由多种病因导致的骨髓造血功能衰竭症，主要表现为贫血、出血、感染综合征。可分为重型再障和非重型再障。近年来，多数学者认为，再生障碍性贫血的发生是免疫异常、造血微环境与造血干细胞量的改变是免疫损伤所致的结果。通过引用造血干细胞移植相关知识及新闻报道，让学生领悟骨髓捐献背后大爱无疆的德行、家国天下的情怀，培养学生树立为人民服务的思想。

5. 白血病病因

白血病是一类造血干细胞的恶性克隆性疾病。其克隆中白血病细胞增殖失控、分化障碍、凋亡受阻，而停滞在细胞发育的不同阶段。在骨髓和其他造血组织中，白血病细胞大量增生累积并浸润其他器官和组织，而正常造血功能受抑制，以外周血中出现形态各异、为数不等的幼稚细胞为特征。学习白血病病因时，讲解感人事迹和世界名人事迹，激发学生专业学习热情。通过白血病病因的学习，培养学生的国家情怀、良好的专业素养和双创素质。

6. 慢性白血病治疗

慢性白血病按细胞类型分为慢性髓系白血病（CML）、慢性淋巴细胞白血病（CLL）及少见类型的白血病。目前伊马替尼已成为 CML 的首选治疗。通过慢性白血病治疗，了解特效药伊马替尼的变迁，引导学生关注时代民生、公共卫生体系改革和追求崇高的职业理想。通过该部分的学习，培养学生的责任感、恪尽职守、精益求精的工作态度和创造性思维。

7. 急性白血病治疗

急性白血病是造血干细胞的恶性克隆疾病，发病时骨髓中异常的原始细胞及幼稚细胞（白血病细胞）大量增殖并广泛浸润肝、脾、淋巴结等脏器，抑制正常造血。临床上以进行性贫血、持续发热或反复感染、出血和组织器官的浸润等为主要表现，以骨髓和外周血中出现大量原始和（或）早期幼稚细胞为特征。白血病是造血系统肿瘤性疾病，虽然难治，但近年来白血病治疗已取得较大进展，疗效明显提高。急性早幼粒细胞白血病成为首个可治愈的白血病，引导学生深刻理解专业知识，不断提升专业素养。同时教育学生要有全心全意为病患服务的工作态度，形成良好的责任意识，树立正确的创新创业认知和社会责任感。

8. 白血病预防与护理

白血病病人由于正常白细胞减少，中性粒细胞减少，非常容易受细菌、病毒等微生物的感染，治疗期间抵抗力更低，由于严重感染而使病情加重，甚至死亡，所以白血病预防与护理显得尤为重要。目前我国有上百万的白血病病人，其中大多为儿童，因为没有等到相配的造血干细胞，很多病人的生命火焰即将熄灭。在讲解白血病的预防与护理时，普及相关知识，鼓励更多的适龄健康公民加入中华骨髓库，献出爱心；普及脐带血保存知识，鼓励更多健康孕产妇捐献脐带血。通过此内容的学习，培养学生的家国情怀和高度的社会责任感。

9. 白血病健康指导

在恶性肿瘤所致的死亡率中，白血病在儿童及35岁以下成人中居第一位。白血病病人所要承受的心理跟经济压力都比较大，治疗费用比较高，引用《关于开展儿童血液病、恶性肿瘤医疗救治及保障管理工作的通知》，文件指出：2019年8月底，全国确定了首批113家儿童血液病定点集中救治医疗机构和77个实体肿瘤诊疗协作组，做好儿童血液病、恶性肿瘤救治保障工作，进一步解决群众最急最忧最盼的紧迫问题。让学生看到国家的巨大变化，体会到社会主义制度的优越性，让生长在中国而感到自豪。课程中通过白血病健康指导训练，培养学生民族自豪感和社会责任感。

（六）模块六：内分泌系统疾病病人的护理

1. 甲状腺疾病概述

甲状腺疾病是指发生在甲状腺这个内分泌器官上的一些病症。在临床上常见的疾病包括有单纯性或者结节性的甲状腺肿、甲状腺功能亢进或者减低、甲状腺的炎症、甲状腺腺瘤以及甲状腺的恶性肿瘤如甲状腺癌等。通过甲状腺肿大的表现，启发学生思考为什么吃碘盐？积极引导学生主动思考、归纳、总结的能力。充分认识到饮食健康是一种社会责任，医护学生要用自己专业的知识、专业素养承担这种健康责任，防病于未然。培养学生高度的社会责任感和良好的专业素养。

2. 甲状腺功能亢进概述

甲状腺功能亢进症，简称甲亢，是甲状腺本身产生过多 TH 所致的甲状腺毒症。各种病因所致的甲亢，以 Graves 病（GD）最多见。是一种自身免疫性疾病，临床表现并不限于甲状腺，而是一种多系统的综合征，包括高代谢症群、弥漫性甲状腺肿、眼征、皮损和甲状腺肢端病。多数患者同时有高代谢症和甲状腺肿大。甲状腺以外的表现为浸润性内分泌突眼，可以单独存在而不伴有高代谢症。通过甲状腺功能亢进概述，希望学生能够运用所学知识，避免和预防疾病的发生，提高更多人高质量的生活，培养学生高度的社会责任感和良好的科学素养。

3. 甲状腺功能亢进护理

典型的甲状腺功能亢进症的患者是处于高代谢的状态、甲状腺肿及眼征。对于甲状腺功能亢进症较重而未治疗或治疗不充分的病人，易演变成甲状腺危象，甲状腺危象是甲状腺毒症加重的一个综合征。对于甲状腺功能亢进护理是尤为重要的，需要学生能发现问题、解决问题。通过这部分的学习，培养学生善于思考、勇于创新及团队协作能力。

4. 糖尿病护理

糖尿病是由遗传和环境因素共同作用而引起的一组以慢性高血糖为特征的代谢性疾病。因胰岛素分泌和（或）作用缺陷导致碳水化合物、蛋白质、脂肪、水和电解质等代谢紊乱。随着病程延长，可出现眼、肾、神经、心脏、血管等多系统损害。重症或应激时还可发生酮症酸中毒、高渗高血糖综合征等急性代谢紊乱。学习糖尿病护理时，通过胰岛素的发现，引导学生保持科学态度，用发展的眼光看问题、解决问题。培养学生开拓创新和勇于探索精神。

5. 糖尿病血糖测定

血糖是指血液中糖的浓度，高血糖或低血糖都对人体造成危害。对于糖尿病患者血糖监测有着重要的意义。通过血糖监测，可以及时地了解自身血糖水平及病情的变化，有助于医生制订和调整治疗方案。糖尿病血糖测定需要学生将理论与实践有机结合。通过这部分的学习，培养学生团队协作意识、灵活创新的能力。

（七）模块七：风湿性系统疾病病人的护理

1. 系统性红斑狼疮护理

系统性红斑狼疮（SLE）是一种多发于青年女性的累及多脏器的慢性自身免疫性疾病，早期、轻型和不典型的病例日渐增多。该病病因复杂，其主要临床特点为全身多系统和脏器受累、反复的复发与缓解、体内存在大量自身抗体等，若不及时治疗，可能会造成受累脏器的不可逆损害，最终导致病人死亡。通过讲述 SLE 相关知识，让学生了解系统性红斑狼疮发生的原因及如何预防、诊断、治疗和护理。在护理系统性红斑狼疮病人时，引导学生加强对病人的心理护理，尊重病人，培养学生职业道德，同时鼓励学生保持良好的心理状态、乐观的人生态度，引导学生肯定自我、积极乐观、热爱生命，强化道德意志和道德信念。

2. 类风湿关节炎护理

类风湿关节炎（RA）是以侵蚀性、对称性多关节炎为主要临床表现的慢性、全身性自身免疫性疾病。其特征是手、足小关节的多关节、对称性、侵袭性关节炎症，多伴有关节外器官受累，可以导致关节畸形及功能丧失。通过类风湿关节炎的特殊改变，注重培养学生在护理工作中的艺术表现力，面对不同的病人，能够发现美、创造美，同时尊重护理对象，体现平等、博爱思想。

（八）模块八：神经系统疾病病人的护理

1. 神经系统疾病概述

神经系统是人体最精细、结构和功能最复杂的系统。神经系统疾病主要表现为运动、感觉和反射障碍，如病变累及大脑时，常常出现意识障碍与精神症状。在学习及护理过程中，让学生感同身受，体会病人失语、偏瘫、感觉障碍后的不便，最需要什么样的服务需求。培养学生创新意识，使学生在学习中能结合临床实践，使用或创造适应病人康复的器具满足病人需求，提高优质护理服务。

2. 脑血管疾病概述

随着我国生活方式和环境的改变，脑血管疾病的发病率呈逐年增加的趋势，并且越来越年轻化。脑血管疾病发病的特点：发病率高、复发率高、致残率高、死亡率高的。近几年随着疾病诊断、治疗技术和康复护理的长足发展，脑卒中抢救的成功率明显提高，然而仍然面临许多问题，如怎样做好脑血管病的一级预防、减少其发病率，如何落实卒中病人的早期康复干预、减轻致残、提高其生活质量等，都给护理工作带来很多新的挑战，需要我们为之共同努力。通过脑血管疾病概述，引导学生了解脑血管疾病发生的原因，以及如何预防、诊断、治疗和护理。培养学生掌握基本知识的同时，具备科学思维能力，树立严谨认真、一丝不苟的工作态度，重点培养学生的敬业精神和良好的专业素养。

3. 脑梗死护理

脑梗死又称缺血性脑卒中，中医称之为卒中或中风。脑梗死指各种原因引起的脑部血液供应障碍，使局部脑组织发生不可逆性损害，导致脑组织缺血、缺氧性坏死，进而产生临床上对应的神经功能缺失表现。脑梗死发病率很高、自残率也很高，发生脑梗死中50%病人可能会有残疾，致死率也比较高；另外还有复发率，得了一次脑梗以后很容易再复发下一次的脑梗。通过脑梗死护理，引导学生在掌握专业基础知识和基本技能的同时，以学科知识为基础，融合多元文化，整合相关学科产生的创造意念和成果，完成脑梗死预防与护理的宣传作品，以帮助预防脑梗死的发生。培养学生社会责任感和文化创意。

4. 脑出血护理

脑出血又称自发性脑出血，是指原发性非外伤性脑实质内出血，在我国占全部脑卒中的20%～30%。急性期死亡率占30%～40%，是急性脑血管病中病死率最高的。脑出血的病人往往由于情绪激动，费劲用力时突然发病，早期死亡率很高，幸存者中多数留有不同程度的运动障碍，认知障碍，言语障碍，吞咽障碍等后遗症。通过脑出血护理，引导学生保持科学态度，引导学生树立“以人为本”的护理理念。引入临床护士创建“护患沟通本”事迹，教育学生发扬劳模精神，指导学生从榜样的具体事迹中领悟她们的优良品质；同时培养学生结合专业知识，在实践中发现问题、创造性地解决问题，注重新知识、新技术、新方法的应用，发扬创造精神。

5. 发作性疾病

癫痫是最常见的神经系统疾病之一，致残率高，临床反复发作，病程漫长，严重威胁患者的身心健康，使他们无法正常生活、工作和学习，影响患者及其家庭成员的生活质量，加重经济负担。同时为癫痫的治疗和预后带来了很大困难。做为医务工作者，在了解癫痫发生原因、预防、诊断、治疗和护理时，激励学生在生活和工作中应保持科学态度，对癫痫的治疗要抱有更全新的积极态度和信心。引导学生追求崇高的职业理想，培养高度的责任感、事业心以及恪尽职守、精益求精的工作态度和拼搏精神。

6. 脑卒中健康指导

脑卒中，是一种急性脑血管疾病，是由于脑部血管突然破裂或因血管阻塞导致血液不能流入大脑而引起脑组织损伤的一组疾病，包括缺血性和出血性卒中，就是人们经常听说的脑出血、脑梗塞。脑卒中疾病一旦发生对人体损害非常大。一旦受损，所致功能障碍恢复周期较长，严重者功能障碍可持续终生。为了更好预防脑卒中给病人带来的严重后果。作为临床医务工作者，在对病人进行健康指导时，要科学探究、认真负责，为脑卒中患者健康指导提供依据。课程中通过脑卒中健康指导训练，培养学生分工协作、相互配合，形成整体合力，激发学生的责任意识、团队意识。

四、课程“五育融合”双创教育教学实施路径

“内科护理学”课程“五育融合”双创教育教学实施路径见表6－1。

表 6-1　“内科护理学”课程“五育融合”双创教育教学实施路径

课程模块	课程内容	双创要素	教学素材	教学实施建议	考核评价	备注
模块一：呼吸系统疾病病人的护理	呼吸系统概述	1.2 社会责任	材料 1：2015 年中国统计年鉴结果中我国常见疾病城市与农村发病率的数据演示图 材料 2：空气污染对对慢性呼吸疾病的影响	采用小组讨论的方法，组织学生观看我国常见疾病城市与农村发病率的数据演示图数据演示图，与学生探讨近年来我国常见慢性疾病发生及死亡率变化情况，分析可能存在的原因； 引导学生了解空气污染对于呼吸健康的影响，让学生深刻认识到空气污染和慢性呼吸疾病已成为我国健康事业巨大负担；树立和践行“绿树青山就是金山银山”的理念，坚持保护环境的基本国策，培养学生形成良好的责任意识，树立社会责任感	小组讨论（1）： 小组讨论我国呼吸系统疾病的病因及环境污染对呼吸系统疾病的影响，根据小组讨论评分表（见表 6-5）进行评分。考核学生社会责任感等	创新精神
	肺部感染病因	2.1 专业知识	材料：呼吸机相关性肺炎患者病原体检测新的临床应用	在讲授肺部感染性病因时，HAP 以呼吸机相关肺炎最为多见，采用查阅文献、分组讨论的方法，引导学生查阅目前治疗相关性肺炎的新进展、新方法； 让学生深刻理解并自觉培育科学精神，加强专业知识学习，为开展创新创业做好知识储备	课后作业（1）： 以呼吸机相关肺炎治疗新进展为题撰写论文式作业，根据课后作业评分表（见表 6-8）评分。重点考查学生对呼吸机相关性肺炎知识的理解、认知，强化专业知识	双创能力

续表

课程模块	课程内容	双创要素	教学素材	教学实施建议	考核评价	备注
模块一：呼吸系统疾病病人的护理	肺部感染预防与护理	1.2 社会责任	材料：我国全民免费接种新冠疫苗现象	讲解肺部感染的预防与护理时，采用案例分析、小组讨论等方法，结合我国新冠疫苗研制成功后，全民免费预防接种的国情，让学生认识到疫苗接种是预防肺炎主要措施； 同时感悟我国疫苗接种的优越性，感受国家的强大，使学生意识到，个人前途与国家命运的同频共振、不可分割，接种疫苗既是我国公民的权利也是应履行的义务。强化学生的全民健康意识，培养学生科学系统的思维模式和全局观念	小组讨论（2）： 围绕材料进行小组讨论，组长汇报，根据小组讨论（汇报）评分表（见表6－3）进行评分。重点考核学生对肺部感染预防与护理的认知，考查学生社会责任感	双创能力
	肺结核概述	1.4 敬业精神 2.1 专业知识	案例：历史上因肺结核去世的名人如鲁迅、肖邦、林徽因等 材料：链霉素研发的故事	以历史上因肺结核去世的名人为切入点，通过案例导入、小组讨论等形式，介绍人类与结核病的艰难抗争史及目前国内外结核病的流行情况，感悟抗结核药物研制对肺结核防治的重要性，强化专业知识学习； 通过查阅链霉素研发的故事，引导学生深刻理解链霉素的发现绝非偶然，而是精心设计、有系统的长期研究的结果，培养学生尽职尽责的担当、精益求精的追求与创新精神	小组讨论（3）： 小组讨论分析肺结核病发展、传播方式及控制策略等。组长汇报，根据小组讨论（汇报）评分表（见表6－3）进行评分。重点考核学生肺结核概述相关知识及专业素养，考查学生敬业精神	创新精神

续表

课程模块	课程内容	双创要素	教学素材	教学实施建议	考核评价	备注
模块一：呼吸系统疾病病人的护理	肺结核防治	1.1 家国情怀	材料 1：卡介苗预防接种措施 材料 2：国家卫健委统计数据：“十三五”期间我国结核病疫情持续下降，发病率从 65/10 万下降到 58/10 万，治疗成功率保持在 90% 以上	以卡介苗的预防接种措施为切入点，采用查阅文献、小组讨论的方式，结合国家卫健委统计数据，与学生探讨近年来为加快实现联合国 2030 年消除结核病目标，我国在预防接种、免疫规划、学校结核病防控等方面采取的一系列政策方针； 使学生们了解我国目前的国家免疫规划程序、内容及疫苗的种类，明确学校结核病散发疫情和聚集性疫情的处理流程，认识到在一系列相关举措的推进下，我国结核病防治已初见成效； 通过学习，让学生们认识到预防接种是政府提供的一项重要基本公共卫生服务，体会到中国特色社会主义制度的优势，把爱国与爱家统一起来，为中华民族大家庭做贡献的不懈追求	小组讨论（4）： 通过小组讨论，小组撰写讨论报告，根据小组讨论评分表（见表 6－4）进行评分。重点考核学生对肺结核防治措施相关知识的理解，考查学生家国情怀	双创能力

续表

课程模块	课程内容	双创要素	教学素材	教学实施建议	考核评价	备注
模块一：呼吸系统疾病病人的护理	支气管哮喘概述	2.3 专业素养 3.3 协作精神	材料：邓丽君因哮喘死亡的案例 问题：导致邓丽君死亡的主要病因与诱因有哪些？如果采取哪些措施可以避免或者延缓该疾病？	课前，让学生查阅邓丽君因哮喘死亡相关材料。课中，以小组为单位讨论，分析死亡的主要病因与诱因，思考如果采取哪些措施可以避免或者延缓该疾病。通过案例分析、小组讨论等方法，使学生勤于思考，充分认识支气管哮喘的危害，重视哮喘规范化治疗； 培养学生熟悉掌握支气管哮喘的基本知识与基本技能，运用创新思维发现问题、解决实际护理中较复杂的问题，提高护理对象早期识别、自我救治能力，进而降低哮喘的死亡率；在学习及救治过程中，培养学生分工协作、相互配合，形成整体合力	小组讨论（5）： 小组讨论分析邓丽君当时的死因及如何预防。组长汇报，根据小组讨论（汇报）评分表（见表6-3）进行评分。重点考查学生专业素养及团队协作能力	双创能力
	支气管哮喘护理	2.3 专业素养 3.3 协作精神	案例：给予支气管哮喘案例，进行情景模拟，学生查体 材料：张孝骞名言	采用情景模拟，让学生模拟查体，总结学生表现，用张孝骞先生的名言“病人以性命相托，我们怎能不诚惶诚恐，如临深渊，如履薄冰”，强调“缜密精细”的体格检查的重要性，培养学生团队意识； 采用情景模拟、小组讨论的方法，让学生了解支气管哮喘的发生原因、如何预防、如何明确诊断、有效治疗和护理。在讨论分析过程，应保持科学态度，引导学生自主学习、合作学习、探究学习，深刻理解支气管哮喘护理相关知识，指导病人或家属掌握正确使用药物吸入技能，提升学生专业素养	作品设计（1）： 小组采用情景模拟、视频拍摄的形式完成作品，根据作品设计评分表（见表6-6）进行评分。重点考察团队意识、专业素养	双创能力

续表

课程模块	课程内容	双创要素	教学素材	教学实施建议	考核评价	备注
模块一：呼吸系统疾病病人的护理	慢性支气管炎病因	4.2 人文素养 4.4 文化创意	材料：野生动物的病原体突破物种屏障感染给人类	学习慢性支气管炎病因时，采用案例分析、分组讨论的方法，让学生认识到生态环境的破坏已经威胁到人类的健康和生存，强调践行“坚持人与自然和谐共生”的重要人文理念，教育学生心中有爱、行中有善； 同时呼吁尊重自然，敬畏生命，善待野生动物，融合多元文化，组织学生参加保护环境、关爱健康创意设计大赛，加强学生环境保护意识，培养学生的求同存异思维，增强学生创意、创新和创业能力	作品设计（2）： 根据生态环境破坏威胁人类健康与生存，组织学生进行保护环境、关注健康创意设计作品，根据学生完成情况由任课教师依据作品设计评分表（见表6－6）进行评分。重点考查学生的人文素养与文化创意	双创能力
	慢性阻塞性肺疾病概述	1.1 家国情怀 1.2 社会责任	材料1：吸烟为慢性阻塞性肺疾病的重要危险因素 材料2：近年来，我国控烟措施及成就	采用查阅资料、小组讨论的方式，让学生认识到吸烟为 COPD 的重要危险因素，吸烟者戒烟能有效延缓肺功能进行性下降。劝导戒烟、从我做起，使学生养成良好的责任意识，树立正确的社会责任感； 同时引用近年来我国控烟措施及取得的成就，呼吁杜绝烟草，珍惜健康，为“健康中国”保驾护航，让学生充分意识到护理工作在健康中国、民族振兴中的重要作用，强化护理服务质量意识和使命担当，树立服务人民的思想	小组讨论（6）： 通过小组讨论，小组撰写讨论报告，根据小组讨论评分表（见表6－4）进行评分。重点考查学生对吸烟为慢阻肺重要危险因素的理解，领悟家国情怀及社会责任	双创能力

续表

课程模块	课程内容	双创要素	教学素材	教学实施建议	考核评价	备注
模块一：呼吸系统疾病病人的护理	慢性阻塞性肺疾病临床表现	4.2 人文素养	材料：名言名句“医生看的不是病，而是病人”	结合 COPD 病人的临床表现及不同时期精神心理状态，借用一句名言名句“医生看的不是病，而是病人”，采用小组讨论的方式，让学生充分认识到医生不仅要关注病人的身体健康，也应关注心理健康； 培养学生的爱心、耐心、同理心、责任心、学会体会病人的病痛和心情，培养学生以人为中心，通过有温度的护理服务，创造舒适的护理环境，提高学生人文素养与人文情怀	小组讨论（7）： 小组围绕 COPD 临床表现及材料讨论。组长汇报，根据小组讨论（汇报）评分表（见表 6－3）进行评分。重点考查学生的人文情怀	双创能力
	呼吸衰竭病人治疗与护理	2.2 专业技能	材料 1：查阅俯卧位通气相关材料 材料 2：利用校内实训，进行情景模拟	采用查阅资料、小组讨论、情景模拟的方法，让学生了解目前治疗呼衰的新进方法有哪些，分别适用于什么样的病人，讨论俯卧位通气的护理优缺点。通过情景模拟，让学生能将理论知识与临床实践相结合； 引导学生自主学习、合作学习、探究学习，掌握专业基本理论，了解国际前沿学术发展、最新研究成果，培养学生综合运用已知的知识与技能，为开展创新创业做好能力培养	课后作业（2）： 根据材料撰写不少于 500 字的心得体会，根据学生完成情况由任课教师依据课后作业评分表（见表 6－8）进行评分。重点考查学生对呼吸衰竭相关知识的理解，考核专业技能	双创能力

续表

课程模块	课程内容	双创要素	教学素材	教学实施建议	考核评价	备注
模块二：循环系统疾病病人的护理	循环系统疾病概述	1.2 社会责任 2.4 双创素质	材料1：《中国心血管病报告 2015》概要显示心血管病患病率及死亡率数据 材料2：查阅文献了解相关诊疗技术及护理研究的新进展	采用查阅文献、小组讨论的方法，让学生通过《中国心血管病报告 2015》概要中大数据，认识到心血管疾病成为当今社会的公共卫生问题，严重威胁着人们的生命健康，加强心血管病防治工作刻不容缓，以此激发学生的社会责任感、使命感； 学生查阅文献了解相关循环系统疾病诊疗技术及护理研究的新进展，通过学习了解国际前沿学术发展，鼓励学生充分利用大学生科技园、大学生创业园、创业孵化基地等，建立指导帮扶体系，通过专业学习、强化专业知识、增强学生专业技能、丰富专业素养，不断提升学生双创素质	小组讨论（8）： 通过小组讨论后个人撰写讨论报告，根据小组讨论评分表（见表6－3）进行评分。重点考查学生对心血管疾病发病情况的认知，考核学生社会责任感及双创素质	创新精神
	慢性心力衰竭临床表现	2.1 专业知识	案例：慢性左心衰竭和右心衰竭的护理案例	引入两个心力衰竭病人的案例，采用案例分析、小组讨论的方式，引导学生总结慢性心力衰竭的临床表现，以此培养学生的临床思维能力。 在学习过程中，教师把实践经验融入课堂教学，使学生掌握专业基本理论和基本知识，培养学生自主学习、独立解决护理问题的能力，为开展创新创业做好知识储备	小组讨论（9）： 通过小组讨论后认识左心衰及右心衰的临床表现，组长汇报根据评分表（见表6－3）并进行小组评分。重点考查学生专业知识	双创能力

续表

课程模块	课程内容	双创要素	教学素材	教学实施建议	考核评价	备注
模块二：循环系统疾病病人的护理	急性心力衰竭病因	2.3 专业素养	案例：30 多岁年轻小伙，因胃肠不适输液时，自己调快输液速度，引起急性左心衰竭	学习急性心力衰竭病因时，通过案例导入、小组讨论等方式，使学生认识到，临床实践工作中，不仅要熟练掌握护理专业知识，还要注重工作中与患者的有效沟通，培养学生运用临床思维方式发现、解决护理问题，进一步提高学生的专业素养	小组讨论（10）： 通过小组讨论后，个人撰写临床中如何避免诱发急性心力衰竭的讨论报告，根据小组讨论评分表（见表 6－4）进行评分，重点考查学生的专业素养	
	急性心力衰竭抢救	3.3 协作精神 5.2 工匠精神 5.4 创造精神	材料：播放某人民医院急诊科医护人员竭尽全力救治一位老年急性心衰病人的视频	教师播放急性左心衰竭抢救视频，为学生创设临床工作情景，培养学生监测病情变化的评判性思维。视频中急救车上医务人员为病人进行气管插管时，病人烦躁不安，医生就地取材迅速完成插管，感悟医务人员精益的技术、敬业、执着的工匠精神，遇到困难时创造性地解决问题的创造精神，以及抢救中医务人员的精诚协作精神	课后作业（3）： 根据视频撰写不少于 500 字的心得体会，根据学生完成情况由任课教师依据课后作业评分表（见表 6－8）进行评分。重点考查学生急性左心衰抢救的相关知识，考核学生对工匠精神、创造精神及协作精神的理解	创新精神
	心脏瓣膜病病因	1.1 家国情怀	案例：20 世纪 70 年代初，我国某心内科主任留美进修经历	引用 20 世纪 70 年代初，我国某心内科主任留美进修经历的案例，延伸到从 20 世纪 70 年代至今心内科疾病谱的变化，采用小组讨论、比较分析等方法，让学生深深地体会中国共产党领导下的中国发展，培养学生拥护中国共产党的领导、坚定中国特色社会主义理想信念、增强爱国热情及责任担当	小组讨论（11）： 通过小组讨论分析疾病谱发生改变的因素小组撰写报告，根据小组讨论评分表（见表 6－5）进行评分，重点考查学生的国家情怀	

续表

课程模块	课程内容	双创要素	教学素材	教学实施建议	考核评价	备注
模块二：循环系统疾病病人的护理	心律失常护理	2.1 专业知识 4.2 人文素养	案例：一位偶发房早的老人，因每天过分关注自己的心律最后导致焦虑症的发生，在医护人员耐心指导护理下终于好转	在讲解心律失常病人的护理时，采用案例分析、小组讨论等方法，让学生认识到，护士在临床中除了具备扎实的理论基础的基础外，还要注意关注病人的心理问题。以此培养学生运用专业知识解决护理问题的能力；同时注重以人为本，体会护理服务中的人文关怀	小组讨论（12）： 通过小组讨论后个人撰写讨论报告，根据小组讨论评分表（见表6－4）进行评分。重点考查学生专业知识和对人文关怀理念的认知	创新精神
	冠心病病因	3.2 拼搏精神	材料：“狡猾的心脏病”视频	讲解冠心病病因时，植入“狡猾的心脏病”视频，引导学生讨论冠心病的相关因素，使学生明确冠心病不是老年人的专属，告诫学生不良的生活方式的危害，强调学生养成坚持锻炼身体的良好习惯，增强体质、健全人格、锤炼意志的必要性	小组讨论（13）： 通过讨论，发表对视频中案例的看法，小组撰写报告根据评分表（见表6－5）进行评分，着重考查学生对执业过程中坚强意志、拼搏精神的重要性的认知	
	心肌梗死病人抢救	1.2 社会责任 2.3 专业素养	案例1：潍坊某健身场一突发心梗的病人被两名正在健身的外科医生施救成功的案例 案例2：郑州洪水地铁灌水，某医院实习生现场示教实施救援的典型事迹	讲解急性心梗院前急救时，引用现实生活中两个典型案例，来说明全民普及心肺复苏技术的重要性。采用情景模拟、角色扮演等方式，引导学生感悟施救者危难之中的凡人善举，弘扬人间大爱的精神，培养学生养成良好责任意识，增强社会责任感；同时在学习中注重拓展学业领域，提高学生运用专业知识和技能解决临床实际问题的能力，提升专业素养	课后作业（4）： 围绕案例进行角色扮演，撰写不少于500字的心得体会，根据学生完成情况由任课教师依据课后作业评分表（见表6－8）进行评分。重点考查学生的专业素养及社会责任感	双创能力

续表

课程模块	课程内容	双创要素	教学素材	教学实施建议	考核评价	备注
模块二：循环系统疾病病人的护理	原发性高血压概述	1.2 社会责任	材料 1：我国原发性高血压流行病学及发病特点 材料 2：全国政协委员、中日友好医院副院长姚树坤忧心忡忡称：我国慢性病已呈“井喷式”增长	讲解高血压流行病学时，针对我国高血压发病特点，引导学生思考我国原发性高血压发病率、致死率、致残率高的原因，并引用中日友好医院副院长姚树坤的讲话，让学生认识到防治高血压任务艰巨，强调高血压健康教育的重要性。引导学生课后发挥自己的想象力，为实施社区健康指导的途径方法出谋划策。 通过一系列的路径，培养学生感恩社会、肩负使命的，形成民族责任感，树立正确的创新创业认知	作品设计（3）： 提交一份社区健康指导实施的策划案。根据学生完成情况由任课教师依据作品设计评分表（见表 6－6）进行评分。重点考查原发性高血压概述知识，考核学生社会责任感	双创能力
	原发性高血压健康指导	2.4 双创素质 3.1 坚强意志	材料：带领学生走进社区，提交一份有关高血压服药依从性的调研报告，并为社区居民进行一次高血压防治知识的健康宣教	在学习原发性高血压时，为了提高社区居民的高血压防治知识，教师引导学生走进社区。学生以小组为单位，完成一份调研报告，并对社区居民进行高血压防治知识健康宣教。学生初次进入社区与居民进行深入接触，会遇到各种困难； 通过实践活动，锻炼学生的坚强意志，培养学生坚定信心、顽强奋斗的意志，同时培养学生运用已知的知识、技能和方法开展创新创业活动，不断提升学生双创素质	课后作业（5）： 提交一份为社区居民进行一次有关高血压防治知识的健康指导社会实践报告，根据学生完成情况由任课教师依据课后作业评分表（见表 6－8）进行评分。重点考查学生双创素质及坚强意志	双创能力

续表

课程模块	课程内容	双创要素	教学素材	教学实施建议	考核评价	备注
模块三：消化系统疾病病人的护理	消化性溃疡病因	1.4 敬业精神 3.2 拼搏精神	材料：喝细菌求真相的科学狂人巴里·马歇尔——幽门螺旋杆菌之父	讲解消化性溃疡病因时，导入案例：巴里·马歇尔——幽门螺旋杆菌之父，为了进一步证实幽门螺旋杆菌就是导致胃炎、消化性溃疡的罪魁祸首，他和另一位医生莫里斯不惜喝下含有这种细菌的培养液，大病一场； 通过材料让学生感受追求真理，甘于奉献精神。同时要引导学生不论是在学习中还是在创业过程中，都要有克服困难、不怕挫折，敢闯会干的创新精神和拼搏精神	课后作业（6）： 围绕名人轶事撰写不少于500字的心得体会，根据学生完成情况由任课教师依据课后作业评分表（见表6－8）进行评分。重点考查学生对执业过程中敬业精神、双创素质的认知	双创能力
	消化性溃疡实验室检查	5.4 创造精神	材料：胃镜的图片 材料：通过课文《小豆子的奇妙旅行》引出胶囊胃镜	在学习消化性溃疡实验室检查时，教师通过课文《小豆子的奇妙旅行》，来展现当前的胶囊胃镜，通过小组讨论，引导学生感知科技进步给人类带来的福音； 让学生发现伟大的发明就源于身边，要勤于思考，勇于探究，引导学生理论与实践相结合，在实践中善于发现问题，创造性地解决问题	小组讨论（14）： 通过小组讨论后得出主要观点，组长汇报，根据小组讨论评分表（见表6－3）进行评分。重点考查学生的创造精神	双创能力

续表

课程模块	课程内容	双创要素	教学素材	教学实施建议	考核评价	备注
模块三：消化系统疾病病人的护理	肝硬化护理	1.4 敬业精神 5.2 劳模精神	材料：南丁格尔奖章获得者：青岛市传染病科护士李桂美个人事迹	学习肝硬化护理时，导入“南丁格尔”奖章获得者：青岛市传染病护士李桂美的个人事迹，她 38 个除夕夜都在病房度过，曾经为了减轻病人的痛苦，用手为晚期肝硬化老人一点一点地抠出干结的大便。 通过材料引导学生领悟其爱岗敬业、甘于奉献、敬畏生命、守护生命的精神，培养学生敬业精神，指导学生在实践中努力向榜样看齐，践行劳模精神	小组讨论（15）： 通过小组讨论后组长汇报，根据小组讨论评分表（见表 6－3）进行评分。重点考查学生对敬业精神和劳模精神的理解	双创能力
	肝性脑病护理	2.3 专业素养 3.3 协作精神	材料：一例肝性脑病病人的案例	讲解肝性脑病护理时，引用一例肝性脑病病人的案例，通过病人的临床表现，判断病人的临床分期，针对这一情况进行情景模拟； 教师引导学生情景模拟中，除了要体现出娴熟的专业技能，还要体现良好的专业素养； 通过情景模拟培养学生遵守规则、分工协作、相互配合，相互促进，通过实践教学活动，促进学生专业技能的掌握运用，提升学生专业素养	课堂测验（1）： 围绕案例发布课堂测验。根据学生完成情况由任课教师依据课堂测验评分表（见表 6－7）进行评分。重点考查学生对肝性脑病护理知识的掌握程度，考核学生的专业素养和协作精神	双创能力

续表

课程模块	课程内容	双创要素	教学素材	教学实施建议	考核评价	备注
模块三： 消化系统疾病病人的护理	上消化道大出血护理	2.3 专业素养 3.3 协作精神 4.2 人文素养	案例：《急诊室的故事》：恐惧、固执的病人拒绝插三腔管止血，医生、护士耐心做思想工作，终于置管成功	讲解上消化道出血止血时，举例《急诊室故事》中恐惧、固执的病人拒绝插三腔管止血，医生、护士耐心做思想工作，终于置管成功； 通过这个案例，展现医务工作者团结协作、相互配合，共同奋进的精神风貌；培养学生在学习及临床实践工作中要熟练掌握专业技能，提升专业素养；整个救护中，体现以人为本，提供有温度的护理服务，培养学生人文素养	课堂测验（2）： 围绕案例发布课堂测验。根据学生完成情况由任课教师依据课堂测验评分表（见表6－7）进行评分。重点考查学生的专业素养和人文关怀意识	创业意识
模块四： 泌尿系统疾病病人的护理	肾小球肾炎疾病护理	1.2 社会责任 1.3 诚信品质	案例：慢性肾小球肾炎临床案例	课前推送慢性肾小球肾炎案例，利用案例教学、启发式教学等方法，通过对杰出医务工作者的典型案例进行剖析，引导学生明确护士的责任所在，探索实现社会责任的途径。在日常教学中，给学生明确“诚实守信”是每个护士的基本准则，也是护理行业对国家和社会负责的最基本准则； 通过实践教学，引导学生知悉自己身上的责任和护理职业背后的社会影响力，从而强化专业技能学习，在理论与实践中培养学生的社会责任感	小组讨论（16）： 根据案例学生进行小组讨论，随机选取一人汇报，根据小组讨论评分表（见表6－4）进行评分，重点考查学生的社会责任、诚信品质	创业意识

续表

课程模块	课程内容	双创要素	教学素材	教学实施建议	考核评价	备注
模块四：泌尿系统疾病病人的护理	尿路感染病因	1.3 诚信品质 3.3 协作精神	材料：导管相关性尿路感染的相关文献	在讲授尿路感染病因时，通过采用任务驱动、小组讨论的方法，让学生围绕导管相关性尿路感染的发生及相关因素进行查阅资料。通过查阅资料，引导学生深刻认识到所应承担的社会责任，同时培养学生具有慎独的职业操守，严格遵守并执行各项护理制度及规范，减少尿路感染； 通过发放任务由小组查阅文献并进行讨论，并开展网络或现场调查，在行动中培养学生自主学习能力和团队团结协作精神	小组讨论（17）： 根据导管相关性尿路感染的相关材料，小组进行讨论，由组长汇报，根据小组讨论评分表（见表6－3）进行评分，重点考查学生的诚信品质和团队协作精神	双创能力
	慢性肾衰竭概述	1.1 家国情怀 5.3 工匠精神	材料：“大医——吴阶平”微视频	学习慢性肾衰竭时，播放“大医——吴阶平”微视频向学生介绍泌尿外科奠基人吴阶平的事迹，运用专业领域工匠事迹，开展案例教学，引导学生感悟工匠精神，学习老一辈科研工作者仁者大爱、爱国、敬业的精神	课后作业（7）： 根据“大医——吴阶平”材料撰写不少于500字的心得体会，根据学生完成情况由任课教师依据课后作业评分表（见表6－8）进行评分。重点考查学生的家国情怀和工匠精神	

续表

课程模块	课程内容	双创要素	教学素材	教学实施建议	考核评价	备注
模块五：血液系统疾病病人的护理	血液系统疾病概述	2.3 专业素养	材料：关于血液病的发现及发展史	讲解血液系统疾病概述时，采用文献查阅、小组讨论等方法，引导学生查阅血液学发展史中重要的发明和发现，让学生深刻理解专业知识； 在学习过程中，以学生为中心，引导学生自主学习、合作学习、探究学习，以促进学生对血液系统疾病概述知识的理解把握，提升专业素养	小组讨论（18）： 小组讨论分析血液系统疾病相关材料，由组长汇报，根据小组讨论评分表（一）（见表6－3）进行评分，重点考查学生专业素养	双创能力
	贫血概述	1.1 家国情怀 3.2 拼搏精神	材料：诺贝尔奖得主屠呦呦研制抗疟药	在讲授贫血概述时，引起贫血病因有失血性贫血、红细胞破坏增多、红细胞生成减少所致，疟疾会破坏红细胞，从而导致患者贫血。采用任务驱动、案例分析等方法，引出诺贝尔奖得主屠呦呦在传统祖国医学的经验上，研制出了新型抗疟药，激发学生对传统中医文化的自豪感，树立报效祖国、服务人民的思想，增强责任感和使命感； 在教学过程中，通过典型事迹，培养学生不怕困难、奋力拼搏的精神和激励学生具备创新创业的勇气	小组讨论（19）： 围绕材料进行讨论，随机选取一人汇报，根据小组讨论评分表（见表6－4）进行评分，重点考查学生的国家情怀和拼搏精神	

续表

课程模块	课程内容	双创要素	教学素材	教学实施建议	考核评价	备注
模块五：血液系统疾病病人的护理	缺铁性贫血护理	2.3 专业素养	案例 1：需要增加，摄入不足性缺铁性贫血导入 案例 2：铁吸收不良性缺铁性贫血，经过半年的治疗好转，一年后贫血复发 案例 3：慢性失血性缺铁性贫血	在讲授缺铁性贫血护理时，采用多个典型案例使学生了解缺铁性贫血的常见病因，使学生认识到缺铁性贫血病因治疗的重要性，掌握缺铁性贫血的护理和健康指导，同时促进学生对专业知识的理解把握，培养良好的专业素养	作品设计（4）： 以如何预防缺铁性贫血为题，提交一份情景模拟的短视频，根据学生完成情况由任课教师依据作品设计评分表（见表 6－6）进行评分。重点考查学生专业素养	创新精神
	再生障碍性贫血病因	1.1 家国情怀	材料：造血干细胞细胞移植相关知识和新闻报道	学习再生障碍性贫血病因时，讲解造血干细胞时，采用查阅文献、小组讨论等方法，让学生认识到造血干细胞来源、造血干细胞移植相关知识； 通过相关新闻报道，让学生领悟骨髓捐献背后大爱无疆的德行、家国天下的情怀，培养学生树立为人民服务的思想	小组讨论（20）： 根据造血干细胞细胞移植相关知识和新闻报道等，进行小组讨论，随机选取一人汇报，根据小组讨论评分表（见表 6－4）进行评分，重点考查学生的国家情怀	创业意识
	白血病病因	1.1 家国情怀 1.4 敬业精神	材料 1：介绍“两弹元勋——邓稼先” 材料 2：居里夫人研究放射元素	在讲授白血病病因时，通过介绍“两弹元勋——邓稼先”的感人事迹，让学生深刻体会到民族自豪感和社会责任感； 在讲授白血病病因之一放射线的影响时，列举世界名人居里夫人的事迹，引导学生执着专注、精益求精、追求卓越同时具有献身、造福人类的精神	小组讨论（21）： 根据材料进行小组讨论，随机选取一人汇报，根据小组讨论评分表（见表 6－4）进行评分，重点考查学生的国家情怀和双创素质	双创能力

续表

课程模块	课程内容	双创要素	教学素材	教学实施建议	考核评价	备注
模块五：血液系统疾病病人的护理	慢性白血病治疗	1.4 敬业精神 5.2 创造精神	材料：某电影治疗慢性白血病患者片段	在讲解慢性白血病治疗时，通过播放某电影片段，让学生了解特效药伊马替尼的变迁，关注时代民生、公共卫生体系改革。引导学生追求崇高的职业理想，增强责任感、事业心，培养恪尽职守、精益求精的工作态度、兢兢业业的奋斗精神； 通过该电影片段，培养学生在实践中善于发现问题、创造性地解决问题的能力	课后作业（8）： 根据材料撰写不少于500字的心得体会，根据学生完成情况由任课教师依据课后作业评分表（见表6-8）进行评分。重点考查学生的敬业精神和创新意识	双创能力
	急性白血病治疗	1.2 社会责任 2.3 专业素养	材料：王振义院士在急性早幼粒细胞白血病治疗的巨大贡献	在讲授急性白血病治疗时，采用案例分析、小组讨论的方法。讲解王振义院士让急性早幼粒细胞白血病成为首个可治愈的白血病，引导学生深刻理解专业知识，不断提升专业素养。 同时教育学生要有全心全意为病患服务的工作态度，形成良好的责任意识，树立正确的创新创业认知和社会责任感	小组讨论（22）： 围绕案例进行讨论，组长汇报，根据小组讨论评分表（见表6-3）进行评分，重点考查学生的专业素养和创新精神	创新精神

续表

课程模块	课程内容	双创要素	教学素材	教学实施建议	考核评价	备注
模块五：血液系统疾病病人的护理	白血病预防与护理	1.2 社会责任	材料1：我国白血病的发病情况及预后情况 材料2：中华骨髓库现状	在讲解白血病预防与护理时，通过查阅文献、小组讨论等方法，了解到白血病病人由于严重感染而使病情加重，甚至死亡。所以白血病预防与护理显得尤为重要。通过讲解我国白血病的发病情况、预后情况等材料及中华骨髓库现状。了解目前我国有上百万的白血病病人，其中大多为儿童，因为没有等到相配的造血干细胞，很多病人的生命火焰即将熄灭； 在讲解白血病的预防与护理时，普及相关知识，鼓励更多的适龄健康公民加入中华骨髓库，献出爱心；普及脐带血保存知识，鼓励更多健康孕产妇捐献脐带血。以此培养学生形成良好的责任意识，树立高度的社会责任感	课后作业（9）： 根据材料撰写不少于500字的心得体会，根据学生完成情况由任课教师依据课后作业评分表（见表6－8）进行评分。重点考查学生的国家情怀和高度的社会责任感	创业意识
	白血病健康指导	1.1 家国情怀 3.3 协作精神	材料1：给予典型急性白血病案例，学生进行情景模拟 材料2：引用《关于开展儿童血液病、恶性肿瘤医疗救治及保障管理工的通知》	在讲解白血病健康指导时，采用案例分析、情景模拟、小组互评的方式来完成白血病的健康指导。同时引出《关于开展儿童血液病、恶性肿瘤医疗救治及保障管理工作的通知》中医保政策； 通过材料，让学生了解到祖国的巨大变化，体会到社会主义制度的优越性，为生长在中国而感到自豪。同时培养学生相互协作、共同奋进的协作精神风貌	作品设计（5）： 通过白血病的健康指导，提交一份情景模拟的短视频，根据学生完成情况由任课教师依据作品设计评分表（见表6－6）进行评分。重点考查学生国家情怀和团队协作精神	

续表

课程模块	课程内容	双创要素	教学素材	教学实施建议	考核评价	备注
模块六：内分泌系统疾病病人的护理	甲状腺疾病概述	1.2 社会责任 2.3 专业素养	材料：展示甲状腺肿大图片	在讲解甲状腺疾病概述时，通过展示甲状腺肿大图片启发学生思考我们为什么吃碘盐？让学生积极思考、讨论、总结答案。饮食健康是一种社会责任，医学生要基于自己专业的知识，承担这种健康责任，防病于未然。培养学生高度的社会责任感和良好的专业素养	小组讨论（23）： 根据材料进行讨论，组长汇报，根据小组讨论评分表（见表6－3）进行评分，重点考查学生的社会责任感和良好的专业素养	
	甲状腺功能亢进概述	1.2 社会责任 2.3 专业素养	材料：引用某病人未患甲亢及患甲亢后的两幅图片，进行对比	在讲解甲状腺功能亢进概述时，通过病人患病前后的图片导入甲状腺功能亢进的学习，从容貌比较，让学生回答甲亢的临床特点。引导学生深刻理解专业知识的同时，不断提升专业素养； 通过案例导入、小组讨论的方法，激发学生感悟身体是革命的本钱，希望学生能通过所学知识预防和避免疾病的发生，提高更多人高质量的生活，感悟社会责任感	小组讨论（24）： 根据材料进行讨论，组长汇报，根据小组讨论评分表（见表6－5）进行评分，重点考查学生的社会责任感和良好的专业素养	
	甲状腺功能亢进护理	2.1 专业知识 3.3 协作精神		在讲解甲状腺功能亢进护理时，采用案例分析、小组讨论的方法，让学生查阅甲状腺功能亢进护理的相关内容，分别提出问题、解决问题，有问有答，提高学生学习兴趣的同时，培养学生善于思考、开拓新知，相互学习、相互促进，以此强化专业知识，为开展创新创业做好知识储备	课堂测验（4）： 围绕案例发布课堂测验。根据学生完成情况由任课教师依据课堂测验评分表（见表6－7）进行评分。重点考查学生的双创素质和团队协作精神	双创能力

续表

课程模块	课程内容	双创要素	教学素材	教学实施建议	考核评价	备注
模块六：内分泌系统疾病病人的护理	糖尿病护理	2.3 专业素养 2.4 双创素质	材料：胰岛素及2型糖尿病大揭秘动画视频	在讲解糖尿病护理时，通过胰岛素的发现——医药界的奇迹，引导学生保持科学态度，用发展的眼光看问题、解决问题。培养学生开拓创新和勇于探索精神； 采用任务驱动、小组讨论的方法，引导学生围绕糖尿病案例开展讨论，引导学生深刻理解糖尿病护理相关知识，并熟练掌握专业技能，不断提升专业素养的同时提升双创素质	小组讨论（25）： 根据材料进行讨论，组长汇报，根据小组讨论评分表（见表6－3）进行评分，重点考查学生的良好的专业素养和创新精神	双创能力
	糖尿病血糖测定	2.3 专业素养 3.3 协作精神	案例：给予糖尿病酮症酸中毒案例，进行情景模拟，血糖测定	在讲解血糖测定时，围绕案例组织学生进行情景模拟，给病人进行血糖测定，设置病人配合测定与不配合测定的情景，让学生角色扮演时体会病人及家属的心情，同时提高医护的应变能力。通过情景模拟、角色扮演等，培养学生团队协作意识、灵活创新的能力； 根据我国糖尿病的临床特点，让学生查阅相关资料，以小组为单位完成一份糖尿病健康指导宣传的小视频，以达到提高高糖尿病病人服药依从性，降低发生率及死亡率，培养学生的良好的专业素养	作品设计（6）： 根据糖尿病血糖测定，提交一份情景模拟的短视频，根据学生完成情况由任课教师依据作品设计评分表（见表6－6）进行评分。重点考查学生的团队协作和良好的专业素养	

续表

课程模块	课程内容	双创要素	教学素材	教学实施建议	考核评价	备注
模块七：风湿性系统疾病病人的护理	系统性红斑狼疮护理	2.3 专业素养 3.3 协作精神	案例：病人情绪非常沮丧，家属都束手无策。对于此情况你应该如何应对？如何对病人进行出院指导？	在讲授系统性红斑狼疮护理时，通过案例，采用情景模拟、小组讨论的方法，让学生了解到加强病人的心理护理的重要性。在详细了解系统性红斑狼疮的护理专业知识的同时，鼓励学生保持良好的心理状态、乐观的人生态度。 培养学生在讨论分析过程，保持科学态度，用发展的眼光看问题、解决问题及团队合作意识	小组讨论（26）： 根据材料进行讨论，组长汇报，根据小组讨论评分表（见表 6－3）进行评分，重点考查学生的良好的专业素养和团队协作精神	创新精神
	类风湿关节炎护理	4.1 审美素养 4.2 人文素养	材料 1：15 世纪末佛罗伦萨著名画家作品 材料 2：荷兰天主教著名画家作品	在讲授类风湿关节炎护理时，通过名画导入，让学生了解类风湿关节炎基本特征，引出关节畸形等问题。在学习类风湿关节炎过程中，采用小组讨论的方法，探讨如何护理类风湿关节炎的特殊改变； 同时注重培养学生在护理工作中的艺术表现力，面对不同的病人，能够发现美、创造美，同时尊重护理对象，体现平等、博爱思想	小组讨论（27）： 根据材料进行讨论，随机抽取同学进行汇报，根据小组讨论评分表（见表 6－4）进行评分，重点考查学生的审美素养和人文素养	创新精神

续表

课程模块	课程内容	双创要素	教学素材	教学实施建议	考核评价	备注
模块八：神经系统疾病病人的护理	神经系统疾病概述	4.2 人文素养	材料：列举因脑出血引起语言障碍、感觉障碍及运动障碍的案例	在学习语言障碍、感觉障碍及运动障碍时，采用案例分析、情景模拟的方法，以小组为单位分角色扮演病人和护士。通过情景模拟，让学生感同身受，体会病人失语、偏瘫、感觉障碍后的不便，最需要什么样的护理服务。使学生在学习中能结合临床实践，满足病人需求，培养学生树立以人为本的理念，落实人文关爱	作品设计（7）： 根据脑出血后引起大脑功能改变，提交一份情景模拟的短视频，根据学生完成情况由任课教师依据作品设计评分表（见表6-6）进行评分。重点考查学生的人文素养	创新精神
	脑血管疾病概述	1.4 敬业精神 2.3 专业素养	材料：脑血管疾病概述视频	在讲授脑血管疾病概述时，播放脑血管疾病概述视频，采用小组讨论的方法，查阅脑血管疾病资料，学习脑血管疾病的发生原因、特征等相关知识； 引导学生要有责任感、事业心和深刻理解专业知识，同时培养学生恪尽职守、精益求精的工作态度和不断提升专业素养	小组讨论（28）： 根据案例进行讨论，随机抽取同学进行汇报，根据小组讨论评分表（见表6-4）进行评分，重点考查学生的敬业精神和良好的专业素养	

续表

课程模块	课程内容	双创要素	教学素材	教学实施建议	考核评价	备注
模块八：神经系统疾病病人的护理	脑梗死护理	4.4 文化创意	材料：脑梗死的4个相关视频	在讲授脑梗死护理时，通过观看视频、任务驱动、小组合作的方法，引导学生围绕脑梗死疾病案例展开讨论。脑梗死发病率很高、自残率也很高，另外还有复发率，得了一次脑梗以后很容易再复发下一次的脑梗； 在授课过程中，引导学生在掌握专业基础知识和基本技能的同时，以学科知识为基础，融合多元文化，整合相关学科产生的创造意念和成果，完成脑梗死预防与护理的宣传作品，以帮助预防脑梗死的发生	课堂测验（4）： 围绕案例发布课堂测验。根据学生完成情况由任课教师依据课堂测验评分表（见表6－7）进行评分。重点考查学生文化创意	双创能力
	脑出血护理	5.2 劳模精神 5.4 创造精神		在讲授脑出血护理时，通过引用临床护士创建“护患沟通本”事迹，采用案例分析、小组讨论等方法，教育学生发扬劳模精神，指导学生从劳模的具体事迹中领悟敢于创新，甘于奉献的精神；同时培养学生结合专业知识，培养学生在实践中发扬创造精神，注重新知识、新技术、新方法的应用，引导学生在实践中发现问题、创造性地解决问题的能力	课后作业（10）： 根据案例撰写不少于500字心得体会，根据学生完成情况由任课教师综合评定。重点考查学生的劳模精神和创造精神	创新精神

续表

课程模块	课程内容	双创要素	教学素材	教学实施建议	考核评价	备注
模块八：神经系统疾病病人的护理	发作性疾病	1.4 敬业精神 3.2 拼搏精神	案例：世界名人癫痫病人案例 材料：癫痫的发展史	在讲授癫痫疾病时，通过列举患癫痫的世界名人等材料，让学生了解癫痫的发生原因、有效治疗和护理等相关专业知识的同时，引导学生尊重护理对象，平等、博爱，培养全心全意为护理对象服务的精神； 通过材料癫痫的发展史，引导学生养成不怕困难、迎难而上、奋力拼搏的精神	小组讨论（29）： 根据材料进行讨论，组长进行汇报，根据小组讨论评分表（见表6－3）进行评分，重点考查学生的敬业精神和拼搏精神	
	脑卒中健康指导	2.3 专业素养 3.3 协作精神	案例1：给予脑梗死及脑出血病人典型案例 案例2：根据要求进行角色扮演，情景模拟	在讲授脑卒中健康指导时，通过案例分析、小组讨论、情景模拟等方法，引出脑卒中疾病一旦发生对人体损害非常大。为了更好预防脑卒中给病人带来的严重后果。作为临床医务工作者，在对病人进行健康指导时要科学探究、认真负责，以为脑卒中患者健康指导提供依据； 通过脑卒中健康指导训练，培养学生分工协作、相互配合，形成整体合力，激发学生的责任意识、团队意识	作品设计（8）： 根据脑卒中健康指导，提交一份情景模拟视频，根据学生完成情况由任课教师依据作品设计评分表（见表6－6）进行评分。重点考查学生的专业素养和团队协作精神	创新精神

五、考核评价

根据“内科护理学”课程“五育融合”双创教育教学实施路径中考核评价栏目规定的考核方式，过程性评价与终结性评价相结合，采用多元化考核评价方式，注重学生创新精神、创业意识和创新创业能力评价。

（一）评价形式

评价形式如表 6－2 所示。

表 6－2　　评价形式表

评价形式	小组讨论	作品设计	课堂测验	课后作业
数量	29	8	4	10
占比（%）	57	16	8	19

（二）评价标准

小组讨论，方式一：小组讨论，组长汇报。组内学生自评占 20%，学生互评占 30%；全体学生评价组长汇报情况占 20%；教师评价组长汇报情况占 30%。组长汇报成绩作为小组成员成绩。适用于小组讨论（2）（3）（5）（7）（8）（9）（14）（15）（17）（18）（22）（23）（25）（26）（29）。

表 6－3　　小组汇报评分表（1）

项目	主题突出	时间控制	仪表仪容	应变能力	回答问题	备注
权重	0.3	0.1	0.1	0.2	0.3	

小组讨论，方式二：小组讨论，个人撰写讨论报告。组内学生自评占 30%，学生互评占 40%，教师评价学生撰写报告情况占 30%。适用于小组讨论（4）（6）（10）（12）（16）（19）（20）（21）（27）（28）。

表 6－4　　小组讨论评分表（2）

项目	逻辑分析	沟通能力	人际合作	举止与仪表	组织协调	备注
权重	0.3	0.3	0.1	0.1	0.2	

小组讨论，方式三：小组讨论，小组撰写讨论报告。组内学生自评占 30%，学生互评占 40%，教师评价小组报告撰写情况占 30%。小组报告成绩作为小组成员成绩。适用于小组讨论（1）（11）（13）（24）。

表 6－5　　小组汇报评分表（3）

项目	主题突出	时间控制	仪表仪容	应变能力	回答问题	备注
权重	0.3	0.1	0.1	0.2	0.3	

作品设计。本课程过程性评价中，作品设计共 8 个，每件作品满分 100 分。评分方式为：组内学生评价占 30%；全体学生评价占 30%；教师评价占 40%。作品设计评分要点见作品设计评分表。适用于所有作品设计。

表 6－6　　作品设计评分表

项目	理念新颖	方案合理	符合要求	技术应用	作品完整	备注
权重	0.1	0.3	0.3	0.2	0.1	

课堂测验。本课程过程性评价中，课堂测验共 4 个，每份课堂作业满分 100 分，通过“学习通”记录学生成绩。课堂测验题包括专业知识测试题和开放型测试题，专业知识测试题中客观题由“学习通”自动评判，主观题和开放型试题由教师评价，考查学生的作答是否情感、思想健康，是否符合题意，是否有深刻、丰富的内涵，是否有创新，开放型试题旨在激发学生自我表达能力和想象力，培养创新型人才。适用于所有课堂测验。

表 6 –7　　课堂测验评分表

项目	测验完成	知识掌握	知识运用	价值正向	备注
权重	0.2	0.2	0.3	0.3	

课后作业。本课程过程性评价中，课后作业共 10 个，根据考核内容分为报告式作业，主要考查学生是否能够根据要求查阅资料、内容和材料是否翔实、是否能够将相关专业知识及理论联系，适用于课后作业（2）（3）（4）（5）（6）（7）（8）（9）（10）；论文式作业主要考查学生是否能综合分析问题、条理是否清晰，解决问题的方法是否有创新性，适用于课后作业（1）。课后作业根据学生完成情况由任课教师综合评定，采用五级制方式赋分。

表 6 –8　　课后作业评分表

项目	作业完成	知识掌握	知识运用	价值领悟	备注
权重	0.2	0.3	0.3	0.2	

终结性评价标准。围绕“五育融合”课程创新创业教育目标，组织终结性评价包含期中考试和期末考试两类，采取百分制计分，期中考试占比 15%，期末考试占比 25%，采取纸笔作答。试题形式和内容突出基础性、综合性、应用性和创新性，通过设计开放型、探究型试题以及非标准答案的试题，在考查专业知识的基础上，引导学生多角度认识问题，鼓励学生主动思考、发散思维，考查和培养学生的探究意识和独立思考、创新能力。

（三）评价结果计算

根据《“五育融合”大学生创新创业指数综合测评办法》，计算“五育融合”课程创新创业基础指标达成度和学生创新创业基础指标达成度。

（四）评价结果使用

教师针对达成度低的分项指标进行全面分析，从教学目标设计、教学方法使用、教学环境创设、教学活动组织、学生学情等方面撰写教学反思，优化教学设计，持续改进教学，提高课程教学质量。

围绕学生个体达成度低的分项指标进行系统分析，从学生学习态度、学习习惯、学习方式等方面分析存在原因，对学生进行个性化辅导，引导学生增强创新精神，树立创业意识，提高创新创业能力。

第七章

“外科护理学”课程“五育融合”创新创业教育教学设计

一、课程基本情况

“外科护理学”是护理学专业的一门专业核心课程，是研究外科疾病病人整体护理的一门理论与实践紧密结合的临床护理课程，在护理学专业课程体系中起重要的支撑作用。本课程共104学时，6.5学分，其中理论部分76学时，实训部分28学时。

通过本课程的学习，帮助学生掌握外科常见病、多发病的临床表现、处理原则和护理措施，使学生能按照护理程序对外科病人进行护理评估、提出护理诊断、制订护理计划、实施护理措施和护理评价；熟练掌握常用外科护理操作技术，为从事临床护理工作奠定坚实的基础。

二、课程“五育融合”双创教育教学目标

本课程围绕护理学专业人才培养目标，结合教学内容，落实“五育融合”要求，在创新创业教育方面达到以下教学目标：

（1）结合外科护理学的发展、麻醉前准备、甲亢病人术后并发症护理等教学内容，挖掘家国情怀、社会责任、诚信品质和敬业精神等双创要素，培养学生为国为民、爱岗敬业、诚实守信的使命担当。

（2）结合外科护理新技术、水钠代谢紊乱的护理、手术室护理技术、

膀胱冲洗护理技术等教学内容，挖掘专业素养和双创素质等双创元素，强化专业知识、提升专业技能，提高学生自主创新、独立解决问题的能力，不断提升学生双创素质。

（3）结合休克病人的现场抢救、术前病人的护理、化脓性腹膜炎病人的临床表现、骨折病人的功能康复等教学内容，挖掘坚强意志、拼搏精神、协作精神、竞争意识等双创要素，塑造不屈不挠、顽强拼搏、团结协作、敢为人先的意志和精神。

（4）结合肿瘤病人化疗的护理、乳腺癌病人的临床护理等教学内容，挖掘审美素养、人文素养等双创要素，激发学生创新灵感和创造活力。

（5）结合术后并发症的护理、肝癌病人的临床表现、肝癌的治疗等教学内容，挖掘劳动精神、劳模精神、工匠精神、创造精神等双创要素，提升创新创业精神和实践能力。

三、课程知识与“五育”中的双创要素

（一）模块一：总论

1. 外科护理学的发展

中国的外科学有着悠久的历史。从旧石器时代的砭石治疗伤病、《周礼》中“疡医”、《黄帝内经》“痈疽篇”、汉末华佗发明麻沸散，外科伤病治疗水平不断提高。我国外科护理学的发展与外科学的发展相辅相成、密不可分。1958 年我国首例大面积烧伤病人抢救成功，20 世纪 60 年代初器官移植开始实施，1963 年世界首例断指再植在上海获得成功等，既体现了外科学的发展，也展示了外科护理学的进步。通过学习，让学生领略我国外科领域的成就，以外科护理学界楷模为榜样，引导学生树立民族自豪感，提升医德认知水平，积极投身护理行业，为祖国的医学发展作贡献，培养学生的家国情怀。

2. 外科护理新技术

现代外科学在原有基础上不断拓展新的领域，高速发展。人工材料与人工脏器（如组织工程材料、纳米生物材料、人工关节、人工心脏瓣膜、克

隆技术、基因工程等）的应用为外科学的发展提供了条件，救治了许多以前无法治疗或治愈的病人。腔镜技术、内镜技术、介入技术的使用推动了微创外科的快速发展，大大减少了手术给病人带来的创伤和疼痛。手术机器人和机器人护士的运用，提高了手术的操控性、精确性和稳定性，节约了人力资源，降低了感染风险。引导学生了解外科护理技术的不断发展，感受护理技术的变革与创新，培养学生运用创新思维方式发现、解决护理工作中的问题的能力，提升学生的专业素养。

3. 水钠代谢紊乱的护理

水钠代谢紊乱病人最主要的护理诊断是体液不足，对应的护理措施是维持充足的体液量。护士应根据病人的生理状况和各项实验室检查结果，遵医嘱及时补充液体。补液时应严格遵循定量、定性、定时的原则。定量包括生理需要量、已经损失量和继续损失量 3 部分。水钠代谢紊乱类型不同，已经损失量部分补充的液体种类不同。等渗性缺水以补充平衡盐溶液为主，低渗性缺水以补充 5% 葡萄糖盐溶液为主，高渗性缺水以补充 5% 葡萄糖溶液为主。输液时护士应遵循“先快后慢”的原则进行分配，即第 1 个 8 小时补充总量的 1/2，剩余 1/2 在后 16 个小时内均匀输入。护士为病人准确补充液体，把握正确的输液速度，才能在最短时间内补充病人的体液，恢复体液平衡。掌握扎实的理论知识，才能在临床上正确护理病人。增强学生对专业知识的深刻理解和掌握，培养学生独立解决护理问题的能力。

4. 休克病人的现场救护

休克是机体受到强烈致病因素（大出血、创伤、烧伤、感染、过敏、心功能衰竭等）侵袭后，因有效循环血量骤减、组织灌注不足引起的以细胞代谢紊乱和功能受损为特征的综合征，是严重的全身性应激反应。病人一旦发生休克，需尽早去除病因，迅速恢复有效循环血量，纠正微循环障碍，恢复正常代谢，防止多器官功能障碍综合征。发生休克，需要医护人员争分夺秒进行抢救，同时精湛的技术和必胜的信念是抢救成功的重要保障。结合教学内容，帮助学生真正理解“时间就是生命，技术就是生命”，激发学生争分夺秒运用外科护理专业知识技能抢救病人的意识，培养学生机智果断、勇于坚持的精神。

5. 国内麻醉发展史

麻醉技术史我国外科领域的重要发明之一。公元2世纪，传说我国名医华佗发明了“麻沸散”，曾用“以酒服麻沸散”进行了腹部手术。公元652年孙思邈的《备急千金药方》及1596年李时珍的《本草纲目》中，介绍了曼陀罗花的麻醉作用。麻醉发展史上我国医学家爱国敬业、敢于创新，为我国麻醉技术的发展做出了卓越贡献。结合教学内容，引导学生增强文化自信和民族自豪感，培养学生为民服务的家国情怀。

6. 麻醉前准备

任何麻醉都可能给病人带来不同程度的损害和风险。为了保障病人在麻醉期间的安全，增强病人对手术和麻醉的耐受性，避免麻醉意外，减少麻醉后并发症，必须做好麻醉前病情评估和准备工作。急诊病人病情紧急、危重、变化快，需要紧急手术。麻醉前评估需要遵循3条原则，危急伤情优先处理、有序快速评估、救治与评估同时进行。不同病情麻醉前准备措施并不完全相同。护士正确麻醉前评估和准备，是医生成功手术的基础。结合教学内容，引导学生辩证思维能力，养成良好的责任意识，培养生命至上的理念。

7. 手术室无菌原则

手术中的无菌操作是预防切口感染、保证病人安全的关键，是影响手术成功的重要因素。手术室护士要明确无菌范围、确保无菌区域内物品保持无菌，正确传递物品等无菌原则，充分认识其重要性，在手术的全过程中严格遵守。结合医院的相关制度，引导学生明确护士的责任所在，培养学生的社会责任感。

8. 外科手消毒

外科手消毒是指手术人员通过机械刷洗和化学消毒方法清除并杀灭双手和前臂的暂驻菌和部分常驻菌，达到消毒皮肤的目的。手是传播医院感染最主要的途径，手卫生是预防医院感染最具成本效益的措施。外科手消毒可以防止病原微生物在医务人员和病人之间的传播，有效预防手术部位感染的发生。手卫生的提出，大大降低了医源性感染的发生。结合教学内容，引导学生在实践中善于发现问题，创造性地解决问题，激发学生勤思考、善发现，敢为人先的创造精神。

9. 手术室护理技术

手术室护理技术包括外科手消毒、穿脱手术衣、戴无菌手套、铺无菌手术巾。护士必须掌握手术室护理技术，协助医生顺利完成手术。手术室的护理工作具有实践性强、操作技术高、无菌要求严格等特点。因此，在正式进入手术室工作前必须要有专业的知识储备以及足够的技术操作水平，否则将会面临很大的风险。手术室护理技能操作是将学生的理论知识运用到实践的关键，缺乏技能操作练习，与临床脱轨，势必缺乏动手的能力，正式进入临床后不能够适应临床的工作。引导学生树立严谨认真、一丝不苟的工作态度，培养学生实践动手能力和团队协作能力。同时鼓励学生积极参与手术室护理技能大赛，强化学生的双创素质。

10. 术前病人的护理

手术是治疗外科疾病的重要手段，但麻醉、手术创伤也会加重病人的生理和心理负担，导致并发症、后遗症等不良后果。为获得良好的手术效果，除正确的手术操作外，还需要在手术前、中、后 3 个阶段进行精心的护理。术前准备包括胃管置入、灌肠、备皮等常见操作。正确的护理操作，良好的护患沟通，对于优化手术效果、增强病人自信心有积极意义。结合教学内容，提高学生的人文素养、团队协作能力。

11. 术后并发症的护理

手术损伤可导致病人防御能力下降，术后伤口疼痛、禁食及应激反应等均可加重病人的生理、心理负担，不仅可能影响创伤愈合和康复过程，而且可能导致多种并发症的发生。手术后病人的护理重点是防治并发症，减少痛苦与不适，尽快恢复生理功能，促进康复。若术后 3 ~4 日，切口疼痛加重，切口局部有红、肿、热、压痛或波动感等，伴有体温升高、脉率加快和白细胞计数升高，可怀疑为切口感染。护士在术中配合医生严格无菌操作，术后密切观察手术切口情况，保持伤口清洁、敷料干燥，加强营养支持，增强病人抗感染能力，才能预防切口感染的发生。帮助学生明白“三分治疗、七分护理”的道理，注重学生劳动精神的培养，激励学生以辛勤劳动成就南丁格尔梦想。

12. 外科感染分类

外科感染常见的致病菌有葡萄球菌、链球菌、大肠埃希菌、变形杆菌、铜绿假单胞菌、拟杆菌等。按病原菌的种类和病变性质分为非特异性感染和特异性感染。非特异性感染可由单一病原菌引起，也可由几种病原菌共同作用形成混合感染。作为临床医务工作者，在确定外科感染致病菌时要勤于思考、善于思考，才能为外科感染临床的治疗及护理提供依据。引导学生全面看待问题，培养独立解决问题的能力。

13. 破伤风病人的护理

破伤风病人发作期在肌肉紧张性收缩的基础上，任何轻微的刺激，如光线、声音、接触、饮水等，均可诱发全身肌群强烈的阵发性痉挛。因此护士需要将病人安置于单人隔离病室，温度湿度适宜，保持安静，遮光。避免各类干扰，减少探视，医护人员说话、走路要低声、轻巧；使用器具时避免发出噪声。治疗、护理等各项操作尽量集中，可在使用镇静剂 30 分钟内进行，以免刺激打扰病人而引起抽搐。加深学生对专业知识的理解，培养评判性思维能力，提高专业知识水平。

14. 创伤病人的处理

创伤是指机械性致伤因素作用于人体所造成的组织结构完整性的破坏或功能障碍，是临床最常见的一种损伤。妥善的现场救护是挽救各种类型创伤病人生命的重要保证，为进一步救治奠定基础。急救措施包括复苏、通气、止血、包扎、固定等，优先解决危及生命的紧急问题，并将病人迅速安全运送至医院。激励学生自主创新和开发新产品的意识及实践能力，创造精神为今后创业做好铺垫。

15. 烧伤病人的护理

5G 医疗应急救援系统通过网络切片、边缘计算、大数据等技术，以 5G 急救车为基础，配合人工智能、AR、VR 和无人机等应用利用 5G 医疗设备可以第一时间完成验血、心电图、彩超等一系列检查，并通过 5G 网络将医学影像、病人体征、病情记录等大量生命信息实时回传到医院，实现院前院内无缝联动，大大缩短抢救响应时间，为病人争取更大生机。借助我国科技发展为医疗带来的进步，烧伤湿性医疗技术体系是我国科学家徐荣祥教授发明创建的一种顺应生命规律的全新烧伤治疗技术与方法，是从烧伤发病的机制出发，以顺应生命再生规律的医疗思路而建立的从局部到全身系统的治疗烧伤的理论和技术。该技术对烧伤创面的处理不是按外科干燥治疗技术要求的脱水干燥，而是要创造创面的生理湿润环境。培养学生的创新思维能力。

16. 恶性肿瘤的预防

随着中国人口老龄化以及城市化进程的加快，恶性肿瘤已经成为中国居民的主要死因之一。近些年，中国政府大力推进肿瘤预防和控制工作，在肿瘤危险因素的控制（控烟、疫苗接种、倡导健康生活方式等）、癌症筛查和早诊早治、癌症的规范化诊疗等领域做了大量工作，取得了较好成就。2019年7月1日，中华人民共和国国务院发布《健康中国行动（2019—2030年）》，全面落实健康中国战略。国家以制定推广技术指南、扩大覆盖面及受益人群，健全筛查长效机制为重点，推进癌症筛查与早诊早治工作向纵深发展，力争癌症早期发现、早期诊疗，控制日益上升的癌症死亡率。结合国家相关举措，引导学生贯彻执行健康中国方针政策，培养学生服务社会的爱国情怀，增强学生的社会责任和使命，实现自身价值。

17. 恶性肿瘤病人的治疗

恶性肿瘤的治疗除常规的手术治疗、化学治疗、放射治疗外，还有生物治疗、中医中药治疗、内分泌治疗、免疫治疗、靶向治疗等。其中免疫治疗和靶向治疗，是近期恶性肿瘤治疗的热点。它的副作用相对较小，一旦产生疗效，持续时间较长，这是恶性肿瘤治疗的一大进展。肿瘤研究者孜孜不倦地探索肿瘤的治疗方法，为恶性肿瘤病人的治疗寻找更新的方法，极大地鼓舞了病人、病人家属及临床工作者对恶性肿瘤治疗的信心。增强学生的创新意识和创新信念，培养克服困难、不怕挫折、敢闯会干的创新精神。

18. 肿瘤病人化疗的护理

化疗是一种全身治疗抗肿瘤的方法。化疗药物产生的副反应包括胃肠道反应、骨髓抑制、肝、肾功能损害、静脉炎，脱发等。由于脱发会影响病人外观形象，病人会因为严重脱发导致情绪焦虑。护士需要加强对病人的关注，帮助维持病人外观形象，改善病人的焦虑情绪。对于脱发严重者，可指导病人戴假发。体现以人为本的理念，同时培养学生的审美意识和审美情趣。

（二）模块二：普通外科

1. 甲亢病人术后并发症护理

甲状腺危象是甲亢术后最严重的并发症。该并发症的发生与术前药物准备不足、甲亢症状未能很好控制及手术应激有关。表现为术后 12 ~ 36 小时内出现高热（ >39℃）、心率增快（ >120 ~ 140 次/分），可出现烦躁不安、谵妄，甚至昏迷，也可表现为神志淡漠、嗜睡、呕吐、腹泻，以及全身红斑及低血压。术后早期护士加强巡视和病情观察，能及时发现并发症并协助医生采取正确的处理。加深学生对职业道德、敬业精神的理解，引导学生深刻理解并自觉实践职业精神和职业规范。同时引导学生养成爱岗敬业、诚实守信、勇于担当、乐于奉献的良好品质。

2. 乳腺癌的流行病学

在我国所有恶性肿瘤当中，乳腺癌发病率排第 5 位，在女性中排第 1 位。每年有近 20 万女性被诊断出乳腺癌，且发病率呈逐年上升趋势，尤其是在东部沿海地区和经济发达的大城市，其发病率增加尤其显著。近年来，全球乳腺癌的死亡率逐步下降，但是在中国，特别是在广大的农村地区，乳腺癌死亡率的下降趋势并不明显。通过引导学生查阅资料，锻炼学生的自主学习能力、协作学习能力，培养学生的协作精神。

3. 乳腺癌病人的临床表现

乳腺癌的早期症状表现为患侧乳房出现无痛性、单发小肿块。有的病人在洗澡时无意中发现乳房肿块就诊，也有病人直到发生远处转移，出现腰椎疼痛就诊才被确诊。结合病例，引导学生热爱生命、关爱健康、以人为本，培养学生的人文素养。

4. 乳腺癌病人的治疗

乳腺癌的治疗原则是手术治疗为主，辅以化学药物、内分泌、放射、靶向等治疗措施。内分泌治疗具有疗效确切，使用方便，毒性小，无须住院等优点，但这种治疗方式只适合于激素受体阳性的乳腺癌病人。靶向治疗是指通过特异性的干扰，进而阻断肿瘤的生长的一种治疗手段，它和化疗相比对正常细胞的影响相对较小，同时在治疗过程中病人的耐受性较好。针对不同情况，医生会选择个性化治疗方案。培养学生对于专业知识的积累和不断探索真理的创新精神。

5. 化脓性腹膜炎病人的临床表现

化脓性腹膜炎病人的临床表现随病因不同而有所差异，如空腔脏器破裂或穿孔引起的腹膜炎，常骤然发生；由急性阑尾炎、急性胆囊炎穿孔等引起的腹膜炎，多先有原发病的临床表现，之后才逐渐出现腹膜炎的表现。不同医护工作者主要承担拯救生命的重要工作，面对各种原因引起的化脓性腹膜炎快速做出准确判断是抢救生命的关键，因此护理人员对瞬息万变的临床表现的细致观察至关重要。借助比赛，培养学生团结协作，不怕困难、追求卓越、勇往直前的精神品质。

6. 肝癌病人的临床表现

肝癌病人的临床表现主要是肝区疼痛，多为右上腹或中上腹持续性钝痛、胀痛或刺痛，夜间或劳累后加重。原兰考县委书记焦裕禄身患肝癌，依旧忍着剧痛坚持工作，用自己的实际行动，铸就了“焦裕禄精神”。借焦裕禄精神培养学生敢为人先、锐意进取、开拓创新的劳模精神。

7. 肝癌的治疗

早期诊断、早期采用以手术切除为主的综合治疗，是提高肝癌长期治疗效果的关键。“中国肝胆外科之父”吴孟超在国内首创常温下间歇肝门阻断切肝法，率先突破人体中肝叶手术禁区，建立了完整的肝脏海绵状血管瘤和小肝癌的早期诊治体系、常温下无血切肝术、肝癌复发再切除和肝癌二期手术技术，并于20世纪90年代首先开展腹腔镜下肝切除和肝动脉结扎术。通过介绍，使学生深刻认识到技术精湛的大国工匠精神及高尚的医德对我国医学发展的重要性。同时培养学生开拓创新的能力。

8. 下肢静脉曲张的病因

下肢静脉曲张的病因有先天因素和后天因素。先天因素主要有静脉瓣膜缺陷与静脉壁薄弱，与遗传因素有关。后天因素有重体力劳动、长时间站立、慢性咳嗽和习惯性便秘等各种原因引起的腹腔压力增高。护士、外科医生、教师等职业由于工作原因长时间站立，都是下肢静脉曲张的好发人群。明确病因，护士进行针对性的健康教育，才能促进疾病的康复。结合教学内容，提升学生掌握专业知识的能力，养成恪尽职守、精益求精的工作态度。

（三）模块三：外科专科

1. 颅内压增高病人的处理原则

颅内压增高会出现头痛，呕吐，视神经乳头水肿等典型的表现，也称为颅内压增高的三主症。慢性者头痛缓慢发展，多为跳痛、胀痛、爆裂样痛，用力咳嗽、喷嚏、排便时可使头痛加重。呕吐多在头痛剧时发生，常伴喷射状与进食无关，伴有或不伴有恶心。医务人员为病人进行及时有效治疗，在抢救过程中不断创新护理技术，才能为病人带去最佳的治疗。培养学生追求卓越的创造精神、精益求精的品质精神、病人至上的服务精神。

2. 脑室引流的护理

脑室引流在脑神经外科中是一种常见的急救方法，其主要作用是减缓病人颅内压力升高的速度，同时也为病人颅内手术做术前准备。妥善固定是脑室引流护理的首要对策，做好第一步对于后续的护理至关重要。脑室引流管固定不妥则会引发各种不良反应。护士需要采取合适的固定方式才能保证病人的舒适，减少引流管脱落现象。激发学生的想象力和创造力，培养自主创新、独立解决护理问题的能力，为开展创新创业做好知识储备。

3. 胸腔闭式引流管的护理

胸腔闭式引流是将引流管一端放入胸腔内，另一端接入比其位置更低的水封瓶，以便排出气体或液体，使得肺组织重新张开而恢复功能。作为一种治疗手段广泛地应用于气胸、血胸、脓胸的引流及开胸术后，对于疾病的治疗起着十分重要的作用。护士在护理时密切观察病情，保持引流的通畅，观察引流液的颜色、性质、量，出现意外能够及时采取措施，确保病人疾病的恢复。引导学生服务人民的思想，增强学生的责任感和使命感。

4. 血胸病人引发休克的急救

血胸是指胸膜腔积血。胸膜腔积血后，随胸膜腔内血液积聚和压力增高，患侧肺受压萎陷，纵隔被推向健侧，致健侧肺也受压，阻碍腔静脉血液回流，严重影响病人呼吸和循环。胸廓内血管、肋间血管或压力较高的动脉损伤时、出血量多且急，常不易自行停止，可造成有效循环血量减少致循环衰竭，病人可因失血性休克短期内死亡。血胸病人引发休克时急救处理过程中的医护合作对于挽救病人生命至关重要。通过本节学习，强化医护协作的重要性。

5. 肺癌的临床表现

肺癌多数起源于支气管黏膜上皮，也称支气管肺癌。肺癌中晚期的临床症状会危及病人生命健康，但著名表演艺术家赵丽蓉患肺癌后仍强忍病痛逗笑观众。通过学习，指导学生在日常生活中学习赵丽蓉敬业、执着的精神，培养学生不怕困难、百折不挠、勇往直前的精神品质，具备在护理实践中吃苦耐劳、拼搏进取的意志。

6. 肺癌术后的功能锻炼

肺癌是临床最为常见的恶性肿瘤之一，需要采用手术方式进行治疗。病人受到疾病的影响，在围手术期容易出现较大的心理负担以及较差的身体功能，进而影响手术过程的顺利进行以及病人术后的早日康复。对比肺癌术后不同的锻炼方式对于病人的利弊，培养学生创新意识、创新思维，发扬创造精神；引导学生在实践中善于发现问题，创造性地解决问题。

7. 泌尿系统损伤病人术后感染的护理

泌尿系统损伤以男性尿道损伤最多见，肾和膀胱次之，输尿管损伤最少见。泌尿道感染又名尿路感染，指病原体侵犯泌尿道黏膜或组织引起的炎症性疾病，是泌尿系统损伤病人术后常见的并发症。护士必须掌握预防泌尿系统感染的护理技术，才能预防术后感染的发生，促进病人的康复。培养学生精益求精的品质精神、病人至上的服务精神，同时培养学生做事立足护理学专业，培养良好的诚信品质。

8. 膀胱冲洗护理技术

膀胱冲洗是泌尿外科的一项基本操作。膀胱冲洗的目的是清除膀胱内的血块、异物等，预防膀胱感染。在做膀胱冲洗的时候，需要注意无菌操作，保证导尿管通畅。如果导尿管不通畅，需要用注射器将导尿管冲洗通畅。在冲洗的过程中，要注意消毒龟头、包皮、阴茎，防止出现炎症感染。在对病人实施膀胱冲洗的过程中必须做到技术专业，为病人提供有温度的护理服务，创造优美、舒适的护理环境才可尽量减少病人的不适，体现以人为中心的护理理念。提高学生的人文素养和人文情怀，为创新创造提供人文素养积淀。

9. 骨折病人的急救方法

骨折病人急救的目的在于简单有效地抢救生命，保存患肢，能安全迅速地运送到医院，以便获得妥善治疗。在现场急救时不仅要处理骨折，更要注意全身情况的处理，优先处理危及生命的问题。骨折部位需要做好止血包扎，搬运时防止二次损伤。医疗工作关乎生命，容不得一丝马虎。护理人员在现场需要运用创新思维方式配合医生进行抢救，解决实际护理中的复杂问题。结合教学内容，强化学生的专业素养和团队协作精神。

10. 骨折病人的功能康复

功能锻炼是骨科治疗的重要组成部分，是促进肢体功能恢复、预防并发症的重要保证。康复训练应遵循循序渐进、动静结合、主动与被动运动相结合的原则。骨折严重的病人，需要较长时间进行康复训练，需要持之以恒的毅力，坚韧不拔的顽强意志。通过学习，培养学生攻坚克难的坚定意志和不屈不挠的顽强精神。

11. 颈椎病病人的康复保健

颈椎病是临床上的常见病和多发病，治疗周期长、复发率较高，且可能伴随着疼痛以及运动、感觉、心理等多种功能障碍，给病人带来沉重的躯体、心理、经济和社会负担。随着年龄的增长，颈椎椎间盘发生退行性病变是不可避免的，各种颈椎相关的劳损因素也会不断累积，家庭自我康复锻炼是预防颈椎病、缓解症状、减少复发的重要措施。医护工作者只有认真分析颈椎病的诱因和康复保健之间的关系，才能找到最佳的预防保健方案，同时不断创造新技术、新方法促进病人康复。通过学习，培养学生创新思维，发扬创造精神。

四、课程“五育融合”双创教育教学实施路径

“外科护理学”课程“五育融合”双创教育教学实施路径见表 7－1。

表 7－1　“外科护理学”课程“五育融合”双创教育教学实施路径

课程模块	课程内容	双创要素	教学素材	教学实施建议	考核评价	备注
模块一：总论	外科护理学的发展	1.1 家国情怀	材料：外科医学科学家的事迹	在讲授外科护理学的发展史时，以时间轴为主线，教师带领学生重温外科学历史上建树丰硕的医学科学家们的感人故事，我国外科领域的成就，引导学生以外科护理学界楷模为榜样，树立民族自豪感，提升医德认知水平，积极投身护理行业，为祖国的医学发展作贡献	课后作业（1）： 请结合外科护理学发展进程，撰写不少于 500 字的论文式作业，根据课后作业评分表（见表 7－8）进行评分，谈自己的理想追求，题目自拟，重点考查学生家国情怀	
	外科护理新技术	2.3 专业素养	材料：外科护理学新技术新材料相关图片（人工材料与人工脏器、腔镜技术、微创技术、手术机器人、机器人护士）	教师在课堂上讲解外科护理技术时通过展示图片介绍外科护理发展中的新技术新材料，让学生了解外科护理技术的不断发展，感受护理技术的变革与创新，培养学生运用创新思维方式发现、解决护理工作中的问题的能力	小组讨论（1）： 围绕案例开展小组讨论，组长汇报，根据小组讨论评分表（见表 7－3）进行评分，重点考查学生对外科护理技术的重要性认识，对外科护理发展过程中，专业素养提升重要性的认知	创业意识
	水钠代谢紊乱的护理	2.1 专业知识	案例：王先生肠梗阻术后护理 问题：该病人术后出现了何种类型的水电紊乱？目前主要的护理诊断是什么？针对病人的护理诊断，应采取哪些护理措施？	采用案例分析、小组讨论的方法，通过分析案例中病人出现的症状及实验室检查，引导学生展开讨论，分析主要的护理诊断及对应的护理措施。从而增强学生对专业知识的深刻理解和掌握，培养学生独立解决护理问题的能力	小组讨论（2）： 围绕案例组织学生小组讨论，个人撰写讨论报告，根据小组讨论评分表（见表 7－4）进行评分。结合案例具体分析，重点考查学生对专业知识的掌握情况	

续表

课程模块	课程内容	双创要素	教学素材	教学实施建议	考核评价	备注
模块一：总论	休克病人的现场救护	2.1 专业知识 3.2 拼搏精神	案例：医护人员争分夺秒成功抢救休克	讲解休克现场救护时教师先通过案例展示医护人员采取的救护措施，再发布讨论，思考休克现场救护最重要的是什么，帮助学生真正理解“时间就是生命，技术就是生命”，激发学生争分夺秒运用外科护理专业指导知识技能抢救病人的意识，培养学生机智果断、勇于坚持的精神	课堂测验（1）： 以“现场休克抢救”为主题，展开课堂测试。专业知识测试题重点考查学生对现场休克的抢救，设置开放式测试题考查学生对案例所蕴含的拼搏精神的理解	
	国内麻醉发展史	1.1 家国情怀	材料：华佗发明“麻沸散”、孙思邈《备急千金药方》中曼陀罗的介绍等相关资料	教师课前下达任务，安排学生以小组为单位借助网络查阅国内麻醉发展史的相关资料。通过课上分享麻醉发展史上我国医学家爱国敬业、敢于创新的故事，引导学生增强文化自信和民族自豪感，体现为民服务的家国情怀	小组讨论（3）： 围绕材料开展小组讨论，组长汇报，根据小组讨论评分表（见表7－3）进行评分，重点考查学生对麻醉重要性的认知，激发其家国情怀	
	麻醉前准备	1.2 社会责任	问题：急诊手术病人麻醉前需进行哪些评估？需要进行哪些必要的准备？	学完麻醉前准备后，教师提出问题：急诊手术病人麻醉前需进行哪些评估？常规麻醉前准备是否都要进行？分小组讨论后选取学生代表发言，引导学生辩证思维能力，养成良好的责任意识，培养生命至上的理念	小组讨论（4）： 围绕案例开展小组讨论，组长汇报，根据小组讨论评分表（见表7－3）进行评分，重点考查学生分析能力，考查学生社会责任感	创新精神

续表

课程模块	课程内容	双创要素	教学素材	教学实施建议	考核评价	备注
模块一：总论	手术室无菌原则	1.2 社会责任	材料：医院感染防控管理制度	教师通过课前布置任务，查阅资料，让同学们了解医院的相关制度，要求在手术室内要严格遵守无菌原则，引导学生明确护士的责任所在，培养学生的社会责任感	作品设计（1）：围绕医院感染防控管理制度，绘制手术室无菌原则图，根据作品设计评分表（见表7－6）进行评分。重点考查学生社会责任感	
	外科手消毒	5.4 创造精神	材料：“手卫生的前世今生”，“现代医院流行病学之父”泽梅工魏斯	教师通过讲述“现代医院流行病学之父”泽梅工魏斯在调查产褥热暴发流行事件中发现手是疾病传播的工具，提出用漂白粉洗手的事件。介绍手术室无菌技术“外科手消毒”，引导学生在实践中善于发现问题，创造性地解决问题，激发学生勤思考、善发现，敢为人先的创造精神	作品设计（2）：根据手术室无菌技术之一“外科手消毒”，拍摄外科手消毒操作视频，根据作品设计评分表（见表7－6）进行评分，重点考查学生的创造精神	创新精神
	手术室护理技术	2.4 双创素质 3.3 协作精神	案例：胃癌病人手术	采用案例分析、情景模拟的方法，设置分组让学生进行角色扮演，完成手术室技术综合训练，使学生树立严谨认真、一丝不苟的工作态度，培养学生实践动手能力和团队协作能力。并通过组织开展手术室护理技能大赛，鼓励学生积极参与，培养学生的双创素质	作品设计（3）：针对胃癌病人手术案例，拍摄手术室技术操作视频，根据作品设计评分表（见表7－6）进行评分，重点考查学生协作精神、双创素质	双创能力

续表

课程模块	课程内容	双创要素	教学素材	教学实施建议	考核评价	备注
模块一：总论	术前病人的护理	3.3 协作精神 4.2 人文素养	案例：术前准备的方方面面	通过学习术前病人的护理，根据提供的一位大肠癌病人的术前准备案例，组织学生课后以小组为单位完成“一位大肠癌病人的术前准备”的护理工作视频拍摄任务（包括术前的胃肠道准备、皮肤准备等常见操作），进而加深理论知识的理解，提高学生的人文素养、团队协作能力	作品设计（4）： 针对术前病人的护理内容，以小组为单位拍摄“一位大肠癌病人的术前准备”的护理工作视频，根据作品设计评分表（见表7－6）进行评分。重点考查学生协作精神、人文素养	
	术后并发症的护理	4.2 人文素养 5.1 劳动精神	材料：“术后切口感染的护理”的视频 案例：术后发生肺部感染病人的护理 问题：病人发生了什么并发症？原因是什么？如何护理？	通过案例分析，小组讨论的形式，让学生分析案例中病人发生了什么并发症？原因是什么？并制订护理方案，从而掌握术后并发症的预防及护理并在护理过程中注重人文关怀。通过观看术后发生并发症切口感染病人的护理操作视频，让学生明白“三分治疗、七分护理”的道理，注重学生劳动精神的培养，激励学生以辛勤劳动成就南丁格尔梦想	小组讨论（5）： 围绕课堂问题学生展开小组讨论，个人撰写讨论报告，根据小组讨论评分表（见表7－4）进行评分。重点考查学生的人文素养、劳动精神	
	外科感染病因	2.1 专业知识	材料：常见致病菌特性	教师课上介绍常见致病菌特性，并让学生查阅相关资料，了解致病菌所致的外科感染特点，引导学生全面看待问题，培养独立解决问题的能力	作品设计（5）： 设计常见致病菌所致疾病的思维导图，根据作品设计评分表（见表7－6）进行评分，重点考查学生的专业知识	

续表

课程模块	课程内容	双创要素	教学素材	教学实施建议	考核评价	备注
模块一：总论	破伤风病人的护理	2.1 专业知识	案例：一颗钉子引发的破伤风 问题：病人为什么会出现抽搐？如何避免？	讲解护理措施时教师发布案例并提出问题，学生分组讨论后选代表回答，通过讨论病人出现症状的原因，引导学生思考预防措施，从而加深专业知识的理解，培养评判性思维能力	课堂测验（2）： 围绕课堂内容发布测验题，根据课堂测验评分表（见表7－7）进行评分，专业知识测试题重点考查学生的对疾病的认识	
	创伤病人的处理	5.4 创造精神	材料：“5G时代的智能外伤急救系统”的视频	教师在讲解创伤病人急救时，播放视频，介绍我国急救过程中使用的先进急救设备，通过介绍我国科技不断发展、医疗设备不断更新，激励学生自主创新和开发新产品的意识及实践能力，为今后创业做好铺垫	小组讨论（6）： 采用翻转课堂的形式，学生以小组为单位汇报学习成果，小组撰写讨论报告，根据小组讨论评分表（见表7－5）进行评分，重点考查学生的创造精神	创新精神
	烧伤病人的护理	2.4 双创素质 5.4 创造精神	材料：“烧伤湿性技术”的相关文献	课堂上讲解烧伤病人的伤口护理时，教师引入烧伤湿性医疗技术，将相关详细资料放入“学习通”拓展资料里，让学生课下再查阅其他烧伤护理领域成就相关文献，培养学生综合运用所学知识、技能，激发想象力，形成创新思维，鼓励学生参加大学生创新创业、“互联网＋”等科技创新活动，树立创业信心，提高创新意识，创业能力	小组讨论（7）： 采用翻转课堂，学生以小组为单位，组长汇报学习成果，根据小组讨论评分表（见表7－3）进行评分，重点考查学生创新精神、创业意识	创新精神 创业意识 双创能力

续表

课程模块	课程内容	双创要素	教学素材	教学实施建议	考核评价	备注
模块一：总论	恶性肿瘤的预防	1.2 社会责任	国家针对预防肿瘤采取的相关举措	课前教师通过学习通发布任务，要求学生查阅相关文献，了解为了预防肿瘤，国家采取了哪些相关举措。课上教师选取小组进行内容分享，引导学生贯彻执行健康中国方针政策，培养学生的爱国情怀，增强学生的社会责任和使命，实现自身价值	小组讨论（8）： 围绕所收集的相关信息开展小组讨论，组长汇报，根据小组讨论评分表（见表7－3）进行评分，重点考查学生对肿瘤预防的重要性认识及社会责任感的提升	
	恶性肿瘤病人的治疗	5.4 创造精神	材料：《手术两百年》第七集——万病之王	课前观看视频，通过恶性肿瘤病人治疗技术的不断发展和革新，激发学生好奇心、想象力，形成创新思维，通过挖掘自身潜能探索未知世界。通过视频中某些恶性肿瘤治疗技术的不断改进培养学生具备批判性思维、创造性思维，激发学生在自己的专业领域中的创新创业灵感；通过前仆后继的恶性肿瘤研究者孜孜不倦地学习和探索肿瘤学科领域的创新创业事迹，增强学生创新意识和创新信念	课堂测验（3）： 以现代手术方式的历史沿革为题，展开课堂测试根据课堂测验评分表（见表7－7）进行评分，重点考查学生对外科手术认知程度，设置开放式测试题考查学生对《手术两百年》所蕴含的创新创造精神的理解	创新精神 创业意识 双创能力

续表

课程模块	课程内容	双创要素	教学素材	教学实施建议	考核评价	备注
模块二：普通外科	肿瘤病人化疗的护理	4.1 审美素养 4.2 人文素养	案例：一名恶性肿瘤病人晚期化疗的护理	采取情景教学法，组织学生通过戴头皮头套开展脱发体验活动，自行设计肿瘤病人因治疗而出现“自身形象紊乱”护理诊断的情景剧等，体现以人为中心的护理理念，深化学生审美体验，提升审美情趣，增强审美能力	作品设计（6）： 针对肿瘤病人护理诊断内容，组织学生自行设计肿瘤病人因治疗而出现自身形象紊乱护理诊断的情景剧拍摄任务。根据作品设计评分表（见表7－6）进行评分。重点考查学生对恶性肿瘤临床表现的重要性认识，对肿瘤病人护理中，审美和人文素养提升重要性的认知	
	甲亢病人术后并发症护理	1.3 诚信品质 1.4 敬业精神	案例：甲亢病人术后并发症护理 问题：病人出现了哪种并发症？为什么？护士可采取哪些护理措施？	课上教师通过案例分析，小组讨论的形式，结合案例提出问题。小组讨论后派代表回答，教师进行点评。通过案例分析，加深学生对职业道德、敬业精神的理解，引导学生深刻理解并自觉实践职业精神和职业规范。同时培养学生把诚信品质和敬业精神运用于认识、分析、处理问题的思维方式，引导学生养成爱岗敬业、诚实守信、勇于担当、乐于奉献的良好品质	课后作业（2）： 请结合甲状腺术后病人并发症的整体护理技术发展，撰写不少于500字的论文式作业，根据课后作业评分表（见表7－8）进行评分，谈中国人民的敬业精神和护理人的诚信品德，题目自拟，重点考查学生敬业奉献精神。让学生意识到诚信品质在护理行业中的重要性	

续表

课程模块	课程内容	双创要素	教学素材	教学实施建议	考核评价	备注
模块二：普通外科	乳腺癌的流行病学	3.3 协作精神	材料：近年乳腺癌发生率、发病人群的相关流行病学数据 问题：我国乳腺癌发病率？年龄最小的乳腺癌病人有几岁？乳腺癌的危险因素有哪些？	教师通过学习通发布学习任务，要求学生通过网络查阅最近几年乳腺癌发病率与死亡率。并提出问题让学生自主查阅相关文献，从而有助于锻炼学生的自主学习能力、协作学习能力。设置小组之间进行相关任务主题的比赛。教师通过组织小组间的比赛参与度及汇报资料情况对学生进行评比，锻炼小组学生的协作精神	课堂测验（4）： 以“乳腺癌发病率”为题，展开课堂测试。根据课堂测验评分表（见表7－7）进行评分，专业知识测试题重点考查学生对乳腺癌人群中的流行和影响程度的认知和掌握，设置开放式测试题考查学生对所阅读的文献中所蕴含的职业道德的理解，同时锻炼小组学生的协作精神	
	乳腺癌病人的临床表现	4.2 人文素养	材料：“某患病女歌手接受采访”视频	教师通过发布学习任务单，要求学生课前观看“某患病女歌手接受采访”的视频，让学生对某女歌手所患乳腺癌的相关病史进行查阅后进行课堂汇报；课上再借助女歌手接受媒体采访时所讲述的临床表现对照课堂资料回答相关问题。思考女歌手乳腺癌复发的原因，引导学生树立以人为本的理念，培养学生的人文素养	作品设计（7）： 根据视频及查阅相关资料设计乳腺癌临床表现的思维导图，根据作品设计评分表（见表7－6）进行评分。通过作品设计考查学生的人文素养	

续表

课程模块	课程内容	双创要素	教学素材	教学实施建议	考核评价	备注
模块二：普通外科	乳腺癌病人的治疗	2.1 专业知识 2.3 专业素养	材料：某女博士撰写的书籍 问题：作者所接受的相关治疗有哪些？还有没有更好的乳腺癌治疗方法能够挽救或者延长作者年轻的生命？	教师提前一周通过学习通发布学习任务单，让学生阅读书籍。教师通过让学生鉴赏评价该书，提出问题：作者所接受的相关治疗有哪些？从而激发学生文化创造意识，思考“还有没有更好的乳腺癌治疗方法能够挽救或者延长作者年轻的生命？”培养学生对专业知识的积累，提高不断探索行业新知识、新热点的能力	课后作业（3）： 根据阅读的书籍撰写报告式作业，根据课后作业评分表（见表7-8）进行评分，分析乳腺癌治疗的多种方法。重点考查学生对乳腺癌的治疗方法的认知，同时考察学生的创新精神	创新精神
	化脓性腹膜炎病人的临床表现	3.3 协作精神 3.4 竞争意识	材料：“一名阑尾炎病人的表现”的视频	教师通过小组讨论法，安排学生对视频中出现的相应临床表现进行讨论，让学生自行查阅急腹症的相关临床表现，再结合视频中的表现进行相应观察。对于化脓性腹膜炎临床表现组织一场不同组别之间的情景表演竞赛，要求学生严格按照老师提出的规则，组内同学分工明确，一周后进行班级内表演。通过竞赛培养学生团结协作，不怕困难、追求卓越、勇往直前的精神品质	小组讨论（9）： 结合查阅急腹症的相关临床表现开展小组讨论，由组长汇报，根据小组讨论评分表（见表7-3）进行评分，重点考查学生对化脓性腹膜炎对机体健康危害的重要性认识，开展化脓腹膜炎护理过程中，提升学生的竞争意识，激发学生的协作精神	

续表

课程模块	课程内容	双创要素	教学素材	教学实施建议	考核评价	备注
模块二：普通外科	肝癌病人的临床表现	5.2 劳模精神	材料：焦裕禄先进事迹、“焦裕禄饱受肝癌疼痛折磨”的视频	教师课前通过“学习通”下发任务单要求学生收集整理反映焦裕禄先进事迹的相关资料，课上要求学生将收集到的资料与大家一起分享学习，观看视频，体现对焦裕禄亲民爱民、艰苦奋斗、科学求实、迎难而上、无私奉献的焦裕禄精神的深刻领会，借焦裕禄精神培养学生敢为人先、锐意进取、开拓创新的劳模精神	课堂测验（5）：以焦裕禄视频为主题，展开课堂测试。根据课堂测验评分表（见表 7－7）进行评分，专业知识测试题重点考查学生对肝癌临床表现的认知程度，设置开放式测试题考查学生对劳模精神的理解	
	肝癌的治疗	5.3 工匠精神 5.4 创造精神	“吴孟超当选 2011 年度感动中国人物”的视频	教师利用学习通发布视频，要求学生课前观看并深入查找吴孟超院士相关事迹，自选主题进行汇报，特别强调通过对吴孟超事迹的查找所感所悟，进行自我收获的阐述。对吴孟超院士的事迹回顾让学生深刻认识到技术精湛的大国工匠精神，崇高的责任及高尚的医德对我国医学发展的重要促进作用，吴孟超院士提出的“常温下间歇肝门阻断切肝法”等多项首创对培养学生开拓创新精神具有重要的作用	课后作业（4）：通过视频，要求学生深入体会吴孟超院士的工匠精神，撰写不少于 500 字的报告式作业，根据课后作业评分表（见表 7－8）进行评分，重点考查学生对肝胆外科发症及整体护理的认知程度，考查学生对工匠精神的理解	

续表

课程模块	课程内容	双创要素	教学素材	教学实施建议	考核评价	备注
模块三：外科专科	下肢静脉曲张的病因	2.1 专业知识	问题：下肢静脉曲张的发病因素？好发职业？是不是职业病？现阶段发病率降低的影响因素？	课前通过“学习通”下达分组讨论任务：下肢静脉曲张的发病因素？好发职业？是不是职业病？现阶段发病率降低的影响因素？课上根据学习小组讨论情况展示。通过讨论，提升学生掌握专业知识的能力，养成恪尽职守、精益求精的工作态度	课堂测验（6）： 以“下肢静脉曲张是教师的职业病”为题，展开课堂测试。根据课堂测验评分表（见表7－7）进行评分，专业知识测试题重点考查学生对下肢静脉曲张的认知程度	
	颅内压增高病人	1.4 敬业精神 2.1 专业知识	材料：“颅内压增高病人的急救场面”的视频	教师通过“颅内压增高病人的急救场面”的视频片段导入学习，课中组织学生一起观看视频，引导学生思考并理解为病人进行及时有效治疗的重要性，在抢救过程中如何做到不断创新护理技术，力求为病人带去最佳的治疗。培养大学生追求卓越的创造精神、精益求精的品质精神、病人至上的服务精神	作品设计（8）： 针对颅内压增高的处理原则课程内容，布置作品设计，结合视频，设计颅内压增高的处理流程图，根据作品设计评分表（见表7－6）进行评分重点考查学生颅内压增高的处理原则的掌握程度，对工作中追求卓越的创造精神、精益求精的品质精神、病人至上的服务精神的理解	

续表

课程模块	课程内容	双创要素	教学素材	教学实施建议	考核评价	备注
模块三：外科专科	脑室引流的护理	2.3 专业素养	材料："临床各种脑室引流管固定不妥当引发不良反应"的照片	通过在授课过程中组织学生观看"临床各种脑室引流管固定不妥当引发不良反应"的照片，讨论采取何种固定方式才能保证病人的舒适，才能减少引流管脱落现象。以此激发同学们的想象力和创造力，运用所学护理学知识，以学习小组为单位进行汇报，不断激发好奇心、想象力，培养自主创新、独立解决护理问题的能力，为开展创新创业做好知识储备	小组讨论（10）： 围绕材料组织学生小组讨论，个人撰写讨论报告，根据小组讨论评分表（见表7－4）进行评分。重点考查学生对脑室引流管妥善固定的掌握程度，对案例中所蕴含的专业素养的理解	创新精神 创业意识
	胸腔闭式引流管的护理	1.2 社会责任	材料："胸腔闭式引流穿刺"的视频	教师在课堂上分享"胸腔闭式引流管的护理"的视频，让学生讨论发生意外时护士是如何处理的？护士的责任有哪些？引导学生服务人民的思想，增强学生的责任感和使命感	课后作业（5）： 请结合胸腔闭式引流的护理过程，撰写不少于500字的论文式作业，根据课后作业评分表（见表7－8）进行评分，谈护士在为胸腔闭式引流病人进行照护的过程中如何体现社会责任，题目自拟，重点考查学生的社会责任感	
	血胸病人引发休克的急救	3.3 协作精神	材料："血胸病人引发休克的急救过程"视频	在课堂上讲解血胸病人的治疗时，播放"血胸病人引发休克的急救过程"的视频，引导学生讨论血胸病人引发休克时急救处理过程中医护合作对于挽救病人生命的重要性，强化医护协作的重要性	小组讨论（11）： 围绕视频开展小组讨论，组长汇报，根据小组讨论评分表（见表7－3）进行评分，重点考查学生对血胸病人引发休克处理时的协作精神的认知	

续表

课程模块	课程内容	双创要素	教学素材	教学实施建议	考核评价	备注
模块三：外科专科	肺癌的临床表现	3.2 拼搏精神	材料：“著名小品表演艺术家赵丽蓉强忍病痛逗笑观众”的视频	教师通过课前准备，在课中为学生分享“著名小品表演艺术家赵丽蓉强忍病痛逗笑观众”一事。师生一起讨论和分析肺癌的临床表现，通过了解肺癌病人的痛苦症状指导学生在日常生活中学习赵丽蓉敬业、执着的精神，培养学生不怕困难、百折不挠、勇往直前的精神品质，具备在护理实践中吃苦耐劳、拼搏进取的意志	小组讨论（12）： 采用翻转课堂，学生以小组为单位，组长汇报学习成果，根据小组汇报讨论评分表（见表7－3）进行评分，重点考查学生对肺癌的认知以及拼搏精神的体现	
	肺癌术后的功能锻炼	2.3 双创素质 5.4 创造精神	材料：“肺癌手术后如何锻炼”的视频	教师在为学生讲肺癌术后康复护理时引入不同时间段“肺癌手术后如何锻炼”的视频，进而对比不同的锻炼方式对于患者利弊。同时，安排学生进行分组讨论并汇报，通过头脑风暴法，汇聚所有学生的想法，培养学生创新意识、创新思维，发扬创造精神；在学习中，引导学生在实践中善于发现问题，创造性地解决问题	课后作业（6）： 请结合呼吸功能锻炼器的发展历程，撰写不少于500字的报告式作业，根据课后作业评分表（见表7－8）进行评分，谈肺癌术后功能锻炼过程中的双创素质和创造精神	创新精神 创业意识 双创能力
	泌尿系统损伤病人术后感染的护理	1.3 诚信品质 4.2 人文素养	材料：“泌尿系统术后感染护理”的相关文献	课堂中采用文献分析、小组讨论的方法，设置分组让学生查阅相关文献并进行讨论，分析引起感染的原因，如何预防术后感染。引导学生掌握预防泌尿系统感染的护理技术，培养学生精益求精的品质精神、病人至上的服务精神，同时培养学生做事立足护理学专业，培养良好的诚信品质	小组讨论（13）： 围绕文献开展小组讨论，组长汇报，根据小组汇报讨论评分表（见表7－3）进行评分，重点考查学生对泌尿系损伤病人感染预防的重要性认识，对泌尿系损伤病人护理中，诚信品质提升重要性的认知	

续表

课程模块	课程内容	双创要素	教学素材	教学实施建议	考核评价	备注
模块三：外科专科	膀胱冲洗护理技术	2.2 专业技能 4.2 人文素养	材料：“膀胱冲洗”的视频	在课堂通过安排学生观看“膀胱冲洗”的视频，让学生明确在对病人实施膀胱冲洗的过程中必须做到技术专业，才可尽量减少病人的不适，同时体现以人为中心的护理理念。通过有温度的护理服务，创造优美、舒适的护理环境，提高学生人文素养和人文情怀，为创新创造提供人文素养积淀	作品设计（9）： 设计膀胱冲洗人文关怀流程图，依据作品设计评分表（见表7－6）进行评分，重点考查学生的人文素养	双创能力
	骨折病人的急救方法	2.3 专业素养 3.3 协作精神	材料：“骨折病人急诊抢救”相关视频	讲解骨折急救时，教师播放相关视频，分析护理人员在现场如何运用创新思维方式配合医生进行抢救，解决实际护理中的复杂问题。然后列举不同场所不同部位骨折病人，分小组讨论护士应如何配合医生进行抢救，选取小组代表进行回答。通过讨论，强化学生的专业素养和团队协作精神	课后作业（7）： 针对视频中的“骨折病人急诊抢救”前沿技术，撰写不少于500字的报告式作业，根据课后作业评分表（见表7－8）进行评分，形成骨折病人的新急救方法，在“学习通”上提交，考查学生的专业素养、协作精神	

续表

课程模块	课程内容	双创要素	教学素材	教学实施建议	考核评价	备注
模块三：外科专科	骨折病人的功能康复	3.1 坚强意志	材料：“奥运冠军骨折康复后接受魔鬼训练”的事迹	学习骨折康复时，教师讲述了某运动员由于骨折后康复期体重增加20斤，为参加比赛，接受魔鬼训练，坚韧不拔、拼搏奋进，最终获得奥运金牌的事迹，培养学生攻坚克难的坚定意志和不屈不饶的顽强精神	课后作业（8）： 请结合“奥运冠军”的事迹，撰写不少于500字的论文式作业，根据课后作业评分表（见表7－8）进行评分，谈奥运健儿的顽强奋斗的意志，题目自拟，重点考查学生的坚强意志	
	颈椎病病人的康复保健	2.1 专业知识 5.4 创造精神	材料：常见颈椎病诱因的图片	教师通过展示常见颈椎病诱因的图片，引导学生认真分析颈椎病的诱因和康复保健之间的关系，进而找到最佳的预防保健方案。在此过程中注意培养学生运用所学专业知识不断激发创新意识、创新思维，发扬创造精神；在专业课程中，注重新知识、新技术、新工艺、新方法的应用，引导学生在实践中善于发现问题，创造性地解决问题	小组讨论（14）： 围绕诱因开展小组讨论，组长汇报，根据小组讨论评分表（见表7－3）进行评分，重点考查学生对颈椎病病人的预防和康复保健的新对策，对颈椎病病人护理中，专业知识和创造精神提升重要性的认知	创新精神 双创能力

五、考核评价

根据“外科护理学”课程“五育融合”双创教育教学实施路径中考核评价栏目规定的考核方式，过程性评价与终结性评价相结合，采用多元化考核评价方式，注重学生创新精神、创业意识和创新创业能力评价。

（一）评价形式

评价形式如表 7－2 所示。

表 7－2　　评价形式表

评价形式	小组讨论	作品设计	课堂测验	课后作业
数量	14	9	6	8
占比（%）	37.84	24.32	16.22	21.62

（二）评价标准

小组讨论，方式一：小组讨论，组长汇报。组内学生自评占 20%，学生互评占 30%；全体学生评价组长汇报情况占 20%；教师评价组长汇报情况占 30%。组长汇报成绩作为小组成员成绩（见表 7－3）。适用于小组讨论（1）（3）（4）（7）（8）（9）（11）（12）（13）（14）。

表 7－3　　小组讨论评分表（1）

项目	主题突出	时间控制	仪表仪容	应变能力	回答问题	备注
权重	0.3	0.1	0.1	0.2	0.3	

小组讨论，方式二：小组讨论，个人撰写讨论报告。组内学生自评占 30%，学生互评 40%，教师评价学生撰写报告情况占 30%（见表 7－4）。适用于小组讨论（2）（5）（10）。

表 7 – 4　　小组讨论评分表（2）

项目	逻辑分析	沟通能力	人际合作	举止与仪表	组织协调	备注
权重	0.3	0.3	0.1	0.1	0.2	

小组讨论，方式三：小组讨论，小组撰写讨论报告。组内学生自评占30%，学生互评占40%，教师评价小组报告撰写情况占30%。小组报告成绩作为小组成员成绩（见表7 –5）。适用于小组讨论（6）。

表 7 – 5　　小组讨论评分表（3）

项目	主题突出	时间控制	仪表仪容	应变能力	回答问题	备注
权重	0.3	0.1	0.1	0.2	0.3	

作品设计。本课程过程性评价中，作品设计共 9 个，每件作品满分 100 分。组内学生评价占30%；全体学生评价占30%；教师评价占40%。作品设计评分要点见作品设计评分表。适用于所有作品设计（见表7 –6）。

表 7 – 6　　作品设计评分表

项目	设计理念新颖	设计方案合理	符合设计要求	新技术应用	设计作品完整	备注
权重	0.1	0.3	0.3	0.2	0.1	

课堂测验。本课程过程性评价中，课堂测试共 6 个，每份课堂作业满分 100 分，通过“学习通”记录学生成绩。课堂测验题包括专业知识测试题和开放型测试题，专业知识测试题中客观题由“学习通”自动评判，主观题和开放型试题由教师评价，考查学生的作答是否情感、思想健康，是否符合题意；是否有深刻、丰富的内涵；是否有创新，开放型试题旨在激发学生自我表达能力和想象力，培养创新型人才。适用于所有课堂测验（见表 7 –7）。

表 7－7　　　　课堂测验评分表

项目	测验完成	知识掌握	知识运用	价值正向	备注
权重	0.2	0.2	0.3	0.3	

课后作业。本课程过程性评价中，课后作业共 8 个。根据考核内容分为报告式作业，主要考查学生是否能够根据要求查阅资料、内容和材料是否翔实、是否能够将相关专业知识及理论联系实际，适用于课后作业（3）（4）（6）（7）；论文式作业主要考查学生是否能综合分析问题、条理是否清晰，解决问题的方法是否有创新性，适用于课后作业（1）（2）（5）（8）。课后作业根据学生完成情况由任课教师综合评定，采用百分制方式赋分（见表 7－8）。

表 7－8　　　　课后作业评分表

项目	作业完成	知识掌握	知识运用	价值领悟	备注
权重	0.2	0.3	0.2	0.3	

终结性评价标准。围绕“五育融合”课程创新创业教育目标，组织终结性评价。试题形式和内容突出基础性、综合性、应用性和创新性，通过设计开放型、探究型试题以及非标准答案的试题，在考查专业知识的基础上，引导学生多角度认识问题，鼓励学生主动思考、发散思维，考查和培养学生的探究意识和独立思考、创新能力。

（三）评价结果计算

根据《“五育融合”大学生创新创业指数综合测评办法》，计算“五育融合”课程创新创业基础指标达成度和学生创新创业基础指标达成度。

（四）评价结果使用

教师针对达成度低的分项指标进行全面分析，从教学目标设计、教学方法使用、教学环境创设、教学活动组织、学生学情等方面撰写教学反思，优

化教学设计，持续改进教学，提高课程教学质量。

围绕学生个体达成度低的分项指标进行系统分析，从学生学习态度、学习习惯、学习方式等方面分析存在原因，对学生进行个性化辅导，引导学生增强创新精神，树立创业意识，提高创新创业能力。

第八章

“妇产科护理学”课程“五育融合”创新创业教育教学设计

一、课程基本情况

“妇产科护理学”是护理学专业的一门专业核心课程，是研究女性生殖系统生理和病理变化，并提供相应身心护理、促进康复、增进健康的一门综合应用性课程，共48学时，3学分，其中理论部分40学时，实训部分8学时。

通过本课程学习，使学生熟悉女性生殖系统解剖生理，掌握妇产科护理学基本理论、常用妇产科护理技术，培养和提高病情观察力，以及对妇产科常见急症的配合抢救能力，使学生具备妇产科基本知识和基本技能，具备评判性思维和解决临床护理实际问题的能力，能够应用护理程序为妇产科护理对象实施整体护理，为从事妇女保健和疾病护理奠定基础。

二、课程“五育融合”双创教育教学目标

根据“五育融合”双创教育实施意见，结合护理学专业人才培养定位，本专业教育教学活动包含以下五个方面内容：

（1）结合妇产科护理学发展史、妇女保健现状、不孕症治疗等教学内容，挖掘家国情怀、社会责任、敬业精神等双创要素，培养学生社会责任感和为国为民、恪尽职守的使命担当。

（2）结合电子胎心监护、产褥期护理、产后出血抢救课外拓展等教学

内容，挖掘专业素养、双创素等双创要素，强化专业知识、专业技能，促进学生独立思考，提升学生解决妇产科护理学临床实际问题的能力。

（3）结合产后出血抢救配合、产后出血抢救课外拓展、羊水栓塞概念等教学内容，挖掘拼搏精神、协作精神等双创要素，培养学生相互配合、团结协作、追求卓越、敢为人先的精神品质。

（4）结合产后出血抢救配合、痛经的预防、绝经综合征的护理等教学内容，挖掘审美素养、人文素养、文化创意等双创要素，激发学生创新灵感和创造活力。

（5）结合产钳助产、绝经综合征、妇科肿瘤概述、宫颈癌疫苗等内容，挖掘劳动精神、劳模精神、工匠精神、创造精神等双创要素，提升创新创业精神和实践能力。

三、课程知识与“五育”中的双创要素

（一）模块一：支持系统

1. 妇产科学及妇产科护理学发展史

我国妇产科学源远流长，在古代，护理学是医学的一个组成部分，公元前1300～前1200年，在以甲骨文撰写的卜辞中就有王妃分娩时染疾的记载；2000多年前诞生的中医古典巨著《黄帝内经》，该书的《素问》篇中详述了女子成长发育、衰老、月经疾病、妊娠的诊断和疾病治疗的许多解释，这些妇产科知识对后人颇有重要启示。后汉张仲景（约公元150～154年—约公元215～219年）《金匮要略》记载妇人妊娠病、产后病、妇人杂脉症并治三篇，对于经、带、胎、产四大症的理论和治疗均有记载。隋朝，巢元芳（公元610年）著有《诸病源候论》，唐代孙思邈（公元581～682年）《千金要方》中《妇人方》，公元8世纪中叶昝殷所著的《经效产宝》、陈自明（1237年）著《妇人大全良方》从多方面描述和记录了产科和妇科的各种疾病。这些专著蕴含了中华民族灿烂文化及古人敢为人先的创新精神，通过讨论学习，让学生领略我国妇产科领域的成就，引导学生提升医德认知水平，积极投身护理行业，为祖国的医学发展做贡献，培养学生的家国情怀。

2. 外生殖器的结构和功能

女性外生殖器包括阴阜、大阴唇、小阴唇、阴蒂和阴道前庭，统称为外阴。阴阜为耻骨联合前面隆起的脂肪垫。青春期该部皮肤开始生长阴毛，分布呈倒置的三角形；阴蒂分为三部分，仅有阴蒂头暴露于外阴，直径6～8mm；如果这些表现异常则需要考虑——两性畸形，这是一种先天性生殖器官发育畸形，是形成受精卵的基因异常导致的，早发现、早诊断、早治疗对女性的身心有重要意义，通过本部分的学习，引导学生正确对待两性畸形，引导学生查阅资料，讨论目前两性畸形的筛查方法及存在的不足，根据专业知识，思考如何改进检查手段才能早期有效地筛查两性畸形，提升学生双创素质。

（二）模块二：孕育分娩

1. 拉玛泽减痛分娩法

拉玛泽减痛分娩法主要通过指导产妇正确神经肌肉放松、产前体操训练与呼吸技巧等，帮助在产前提前学习并掌握呼吸调节与自主放松肌肉方法。拉玛泽减痛分娩法联合分娩球护理，有助于减轻产妇分娩疼痛感，缩短分娩各产程时间，改善产妇心理状态，帮助其获得良好分娩结局。掌握先进的分娩护理技术对整个社会具有非常重大的意义，可提高分娩护理服务质量，可以改善产妇的分娩体验，减少剖宫产率，降低产妇难产率及新生儿窒息率，通过学习，引导学生明白不能对现有知识墨守成规，要及时吸纳新知识、新方法，强化学生专业知识；同时使学生明白作为一名产科护理人员应努力掌握并不断创新分娩护理技术，承担起守护母婴健康的社会责任，树立正确的社会责任感。

2. 分娩机制

分娩机制是指胎儿先露部在通过产道时，为适应骨盆各平面的不同形态，被动地进行一系列适应性转动，以其最小径线通过产道的过程。但是胎位异常的产妇很难正常分娩，经腹壁用手转动胎儿，使不利于分娩的胎位转成有利于分娩的胎位（外倒转术）是促使产妇自然分娩的有效途径，但是人为操作该方法会有一定的风险，随着互联网技术的发展，机器人通过红外扫描看清胎儿宫内姿势，采用外倒转术使胎位正常，计算出胎儿娩出时间及帮助其娩出，可避免产妇难产。通过学习，引导学生思考现实生活中如何利用互联网技术应用到接生过程中以便及如何观察胎儿产程进展，减少难产导致的产妇和新生儿死亡率，培养学生创造精神。

3. 电子胎心监护

电子胎心监护是应用胎心率电子监护仪将胎心率曲线和宫缩压力波形记下来供临床分析的图形，是判断胎儿宫内状态的一种手段。孕产妇进行电子胎心监护时，需要医务人员快速准确地进行连接并对能结果准确地解读。通过学习，让学生掌握电子胎心监护使用方法，培养学生专业技能；引导学生思考电子胎心监护使用的意义及目前尚需改善的地方，提升学生专业素养。

4. 妊娠期管理概述

我国现阶段围生期指从妊娠满28周（即胎儿体重≥1000克或身长≥35厘米）至产后1周。围生期死亡率是衡量产科和新生儿科质量的重要指标，国家卫生健康委报告，2020年，全国婴儿死亡率下降到5.4‰，5岁以下儿童死亡率下降到7.5‰，优于全球中高收入国家平均水平[①]。这些变化离不开我们科学的妊娠期管理。我国实行围产保健三级机构分工，分地区分级管理，普遍保健，重点管理的办法。根据城乡、乡村不同发展水平分级，根据妊娠不同时期对各级保健机构提出工作内容和质量标准、要求，进行分级指导、科学管理。该部分显示了我国围产医疗水平显著发展带来的成效，通过该部分的学习，让学生感受到我国巨大的变化，激发学生的爱国热情，并愿意为人民健康学好学业，立志报效祖国、服务人民，培养学生的家国情怀。

5. 产褥期护理

产褥期即俗称的“坐月子”，是产妇分娩后母体器官恢复到产前的状态。而能否复旧，则取决于产妇在产褥期的调养保健。若养护得当，则恢复较快，且无后患；若稍有不慎，调养失调，则恢复较慢且多患产后疾病，甚至贻害终生。“坐月子”在我国是一项久远的习俗，但是传统“坐月子”中也有一些不科学的做法，为使产妇科学度过产褥期，目前市面上出现了一些月子中心，产妇在这里可以得到更科学的照顾，恢复机体机能，减少并发症，但月子中心因为场地有限、价格昂贵，使得很多人望而却步，但她们渴望得到科学的照顾。针对这一痛点，通过这部分的学习，引导学生结合信息

① 国家统计局.《中国儿童发展纲要（2011—2020年）》终期统计监测报告［N］. 中国信息报，2021-12-23（2）.

化的发展和月子中心存在的问题提出解决方案，培养学生双创素质。

6. 妊娠高血压对母婴的影响

妊娠期高血压疾病是一种妊娠期特有的严重影响母婴安全的疾病，是围产儿和婴儿死亡的主要原因之一。妊娠期高血压不仅容易造成孕妇子痫抽搐、脑出血，出现全身心脑疾病的变化，还可导致胎盘血管痉挛、变细，影响胎盘的供血和供氧，从而导致胎盘功能下降，造成胎儿宫内生长受限，影响胎儿的体型、智力、神经发育，还可能造成胎盘早剥，严重者可致胎死宫内，影响母胎健康。因此，应早期诊断、早期治疗，适时终止妊娠。该病是一个慢性变化的过程，病人往往意识不到危险，护理人员一定要高度负责，与病人及时反复的沟通，使病人意识到该病的严重后果，通过本内容的学习，使学生在讨论过程中意识到作为护理人员就应该具有强烈的责任感，学习恪尽职守的工作态度，培养敬业精神。

7. 妊娠合并心脏病终止妊娠的条件

妊娠合并心脏病是产科严重的合并症，是孕产妇死亡的主要病因之一。当患者心功能在Ⅲ级以上者；既往妊娠有心衰史或妊娠早期即发生心衰；风湿性心脏病中，有中重度二尖瓣病变、肺动脉高压者或紫绀性先心病；患有活动性风湿热、亚急性细菌性心内膜炎及有严重的心律失常者；有严重的先心病、心脏病及心肌炎，明确诊断后应建议在孕早期终止妊娠。作为医务工作者，对于不易妊娠的孕妇，需要有专业知识和敏锐的观察力及时发现并发症，并给予正确的建议并尊重孕妇及家属的决定，减少孕产妇和胎儿的死亡率。通过本部分的学习，引导学生加深对尊重生命和人权的认识，增强学生对专业知识的深刻理解和掌握，提升学生专业素养和人文素养。

8. 胎位异常的处理

胎位异常在分娩时可引起难产，多需手术助产。如处理不当，甚至会危及母亲及胎儿生命。产妇临产时，如果胎位依然异常，一般选择剖宫产，也可使用内倒转术也可使胎儿变为头位，但是进行内倒转术也有一定的风险，可导致胎盘早剥、胎膜早破、早产等，因此为了减少剖宫产率和内倒转术引起的并发症，就需要医务人员掌握专业的手法进行胎位的矫正，使产妇顺利分娩；同时在进行内倒转术时，手法要缓慢轻柔，减少孕妇的痛苦。通过本部分的学习，引导学生立志为广大孕产妇的健康努力掌握精湛的技术，同时体会母亲孕育生命的伟大，提升学生专业素养和人文素养。

9. 产钳助产

胎位异常，胎儿娩出困难时，可采用产钳助产，分别将其左右两叶置于胎头两侧，扣合后夹持着胎头牵引，使胎儿娩出。这种助产方式的优点是，能快速娩出婴儿，防止发生婴儿窒息，减少母亲阴道出血等症状；在操作时，着力点稳，形成的拉力大，助产成功率较高，也比较经济实用。但是产钳毕竟是一种人工器械，深入女性的身体内，会占据产妇的盆侧壁空间，容易对母婴造成损伤，如果操作不当，有可能造成母体会阴、阴道、宫颈撕裂伤，还有的因为婴儿的头骨尚未完全愈合，出生之时动用产钳夹住头部，对脸部和脑部有一定的物理上的损伤。产钳的使用是学生必须掌握的一项护理技术，通过练习培养学生专业技术；学生思考目前产钳使用的局限性，怎样改进才能减少并发症，激发学生的创新精神和创造精神。

10. 产后出血病因

胎盘因素占产后出血原因的20%左右。根据胎盘剥离情况，胎盘滞留、胎盘粘连及部分胎盘和（或）胎膜残留均可影响宫缩，造成产后出血。产后认真仔细地检查胎盘是减少产后出血的有效途径。结合案例提出问题：病人出现产后出血的原因是什么？视频中的医生是否认真检查了胎盘？通过案例分析，加深学生对职业道德、敬业精神的理解，引导学生深刻理解并自觉实践职业精神和职业规范。同时培养学生把诚信品质和敬业精神运用于认识、分析、处理问题的思维方式，培养学生敬业精神。

11. 产后出血治疗

产后出血治疗原则是针对出血原因迅速止血；补充血容量纠正失血性休克；防止感染。不同原因引起的产后出血止血方法不同，凝血功能异常引起的产后出血治疗最麻烦，原则上应尽快输新鲜全血，补充血小板、纤维蛋白原或凝血酶原复合物、凝血因子等，如果效果不好可以宫腔打水囊压迫止血、介入治疗，如果介入治疗收效甚微，只能切除子宫。由于凝血功能不足，如果选择子宫切除，这个过程中又会形成新的创面，新的创面会有大出血的可能，所以凝血功能障碍所致出血以预防为主。通过知识学习并结合案例，引导学生掌握相关知识，强化专业知识；学习医生的拼搏敬业的态度，培养学生敬业精神。

12. 产后出血抢救配合

宫缩乏力导致的产后出血的抢救配合，应该持续按摩子宫或使用缩宫素促进宫缩，子宫压缩缝合术、必要时可行结扎盆腔血管和经导管动脉栓塞术。如果危及生命应该进行手术切除。严重的患者可能需要进行多次抢救治疗，医务人员要严密监测术后病情变化，一旦发现异常及时通知医生并配合医生进行紧急抢救，这要求护理人员树立生命至上的原则，与医生团结协作，用尽一切办法抢救病人。通过学习，引导学生工作中生命至上，与医生团结协作，用尽一切办法抢救病人，培养学生协作精神；结合视频，分析视频中家属的艰难抉择，要结合专业所学，给予病人及家属合理的情感支持，培养学生人文素养。

13. 产后出血抢救拓展

通过观看“产后出血抢救”视频，进行产后出血抢救的拓展练习。临床出现产后大出血的时候情况是比较危急的，需要及时地补充血量，应该根据具体的情况选择合理的治疗方案，危及产妇生命的时候，切除子宫是控制产后出血的最好办法。凝血酶灌注在治疗消化道出血方面疗效较好，其治疗产后大出血，还没有相关研究支持，视频中医生为避免病人子宫切除，使用目前疗效不确定的凝血酶止血是一种挑战。教师通过组织学生查阅文献，采用小组讨论的形式讨论如何看待视频中医护人员为抢救大出血病人，决定使用具有争议的凝血酶灌注止血这一做法？引导学生学习视频中医务人员不怕困难、百折不挠、勇往直前，不达目的不罢休的精神品质，以榜样的力量感化学生，培养学生拼搏精神。引导学生意识到只有掌握了精湛的技术和理论知识，才能更好地为患者服务，强化学生专业知识。

14. 羊水栓塞的抢救

羊水栓塞是一系列严重症状的综合征，产妇的死亡率可高达 80%，一旦发生羊水栓塞，紧急的抢救是成功的关键。医务人员应立即抢救，抗过敏，纠正呼吸循环衰竭，改善低氧血症，抗休克，防治 DIC，防治肾衰。该病病情复杂，医务人员需临危不乱，与多部门紧密协作，才有可能挽救产妇生命。通过该部分的学习，引导学生意识到医务人员临危不乱、团队协作，快速启动应急救治体系是成功的关键，培养学生协作精神；通过讨论引导学生意识到攻坚克难，对抢救流程、抢救用药剂量、用法铭记在心，才能成功抢救每一例危重病人，培养学生拼搏精神。

（三）模块三：健康维系

1. 宫颈炎的中医治疗方法

中医是我国的国粹，在治疗宫颈炎时，有其自身独特的方法。宫颈炎是因为湿热之邪感染下焦，侵注带脉，有黄带增多，所以需要针对性的活血化瘀，清热解毒，促进宫颈部位的血液循环，使炎症消失，受损糜烂的部位逐渐的修复。常采用中药保妇康治疗，行气破瘀，生肌止痛。用于湿热瘀滞所致的带下病。该中医疗法蕴含着中国优秀传统文化，通过本部分的学习，增强学生的文化自信，培养学生的家国情怀。

2. 异常子宫出血类型

异常子宫出血的类型是根据原因不同分型的，根据患者临床表现及辅助检查可以判断出异常子宫出血类型，根据类型找到致病原因，从而采取针对性的治疗措施。异常子宫出血的类型判断是学生必须要掌握的重点，分析该病的发生机制与临床表现需要学生进行探究性学习，通过该部分学习，加强学生探究学习能力及评判性思维能力，促进学生对专业知识的理解把握，提升其专业素养。

3. 痛经病因

痛经是妇科最常见的症状之一，其发病原因主要与月经时子宫内膜前列腺素含量增高或失衡有关，同时还受精神、神经因素影响。探究痛经发生的原因，可减少痛经的发作，作为护理的学生有义务去寻找根源，发现问题和解决问题，用专业的知识和科学严谨的态度探究问题，通过该部分的学习，培养学生良好的团队合作精神和创造精神。

4. 痛经预防

痛经可引起严重的下腹坠痛、腰酸或合并其他不适，严重者可影响生活和学习质量，因此预防痛经发作十分重要。针对痛经问题可以通过加强女性月经保健工作来进行预防，例如，经期前减少凉性食品的摄入，减少剧烈运动等，时刻保持心情舒畅等。依据健康中国行动计划要求全民健康人人参与，人人尽力，人人享有原则，护理学生更加需要学习相关保健知识，用恰当的方式进行科学宣传，减少痛经的发生，通过该部分的学习，培养学生文化创造意念。

5. 绝经综合征的护理

绝经综合征是因为卵巢功能衰退，体内性激素减少引起的，主要表现为月经周期紊乱、失眠多梦、潮热出汗、心慌、心悸，容易激动，喜欢生气，轻度的可以通过自身调整，症状严重需要在医生指导下用药调理。绝经综合征的人群与学生母亲的年龄相近，激励学生更要掌握好该部分内容，可以通过科学的护理减轻母亲的不适。借助母亲节感恩活动，组织学生以小组为单位设计一次“感恩母亲送健康”活动，要求活动主题是绝经综合征护理，活动形式多样，以活动报告的形式呈现在课堂上。通过此次活动，一方面启发学生发现美、感知美的意识，且激发学生的创造美的灵感；另一方面是让学生体验劳动之美，引导学生尊重每一份劳动成果。

6. 葡萄胎的护理

葡萄胎清宫后有一定的恶变率，对于年龄大于 40 岁、刮宫前 hCG 值异常升高、刮宫后 hCG 值不进行性下降、子宫比相应的妊娠月份明显大或短期内迅速增大、黄素化囊肿直径 >6cm、滋养细胞高度增生或伴有不典型增生、出现可疑的转移灶或无条件随访的病人可采用预防性化疗，并进行定期随访。护理人员应掌握随访时间，并对患者进行健康教育，告知患者出现异常情况时应尽快就医。在本部分的学习中，结合案例，采用小组讨论的方法，引导学生进行探究学习，通过小组讨论分析，总结成果并汇报，分享收获，小组设置主持人、记录人和发言人等，保证每个同学都能参与活动，从而有助于锻炼学生的自主学习能力、协作学习能力，促进学生对专业知识的理解把握，培养学生专业素养和团队协作精神。

7. 妇科肿瘤概述

妇科肿瘤种类繁多，常见有外阴肿瘤、阴道肿瘤、子宫肿瘤、卵巢肿瘤和输卵管肿瘤。目前，先进科技和现代医学的发展为妇科肿瘤患者带来了希望和益处。内镜手术的实用越来越广泛，尤其在卵巢癌、宫颈癌和宫体癌的诊断和治疗方面，虽然不能根本改变生存结局，但可能带来更佳的手术分期、更合理的治疗方案，减少手术并发症，改善生命质量。这些成就离不开妇科先辈们努力打下的基础，他们在艰苦的环境中无惧险阻，坚持不懈，创造了一个又一个妇科肿瘤治疗的奇迹。通过学习该内容，培养学生爱岗敬业、艰苦奋斗、勇于奉献的劳模精神。

8. HPV 感染的治疗

HPV 感染的治疗，中医临床医家多以“带下病”论治，治法繁多，具有改善中医证候，提高转阴率，降低病毒载量等临床疗效，药理学研究亦显示中药具有调节机体免疫，调控基因表达，诱导细胞凋亡等作用机制，这是中医中药治疗 HPV 感染的独有优越性。通过本部分的学习，引导学生产生民族自豪感，培养学生家国情怀。

9. 卵巢肿瘤治疗

卵巢肿瘤的治疗方法以手术为主，放化疗为辅的综合治疗方法。吴令英教授所率领的妇瘤科，作为全国最大妇科肿瘤综合治疗中心之一，在不断推动妇科恶性肿瘤领域规范化治疗、负责国内外大型科研项目中发挥重要作用，从临床诊疗、新技术推广、药物研究等方面引领该领域全面发展。她说：只有不断攀登、探索，才有可能为病人提供更多技术和方案，挽救更多病人。采用分组讨论的方法，引导学生学习吴教授专注专业、精益求精的态度，培养学生工匠精神。

10. 宫颈癌筛查

目前宫颈癌被认为是可预防的癌症。通过筛查和对癌前病变及时有效的治疗可以预防大部分的宫颈癌。各个国家和地区可根据当地具体情况决定筛查的年龄、频率和方法。根据世界卫生组织（WHO）推荐，30～65 岁的妇女应进行宫颈癌及其癌前病变的筛查。宫颈癌筛查为“三阶梯”筛查，即宫颈细胞学检查＋HPV 检查；阴道镜检查；宫颈活组织检查。我国也已实施农村妇女“两癌”检查项目，在全国范围内（221 个县区）开展农村妇女“两癌”（宫颈癌和乳腺癌）检查。在国家的大力支持下，此项政策顺利实施，全国两癌的发生率和死亡率显著下降。筛查项目的大规模实施提高了女性健康水平，充分体会中国共产党领导下的社会主义国家对人民的关爱，让大家感到作为中国人的深深幸福感，增加对国家的热爱之情，培养学生家国情怀。

11. 宫颈癌疫苗

宫颈癌疫苗，又称为 HPV 疫苗，是疫苗的一种，可以防止人乳头状瘤病毒（HPV）感染。而子宫颈癌的发生大多与 HPV 病毒感染所致。2018 年 5 月底 6 月初，九价宫颈癌疫苗内地首针在海南的博鳌超级医院接种，价格为 1318 元/支，12 月，我国科研人员采用新型的结构疫苗学方法，获得了只需要七种类病毒颗粒就能覆盖二十种 HPV 病毒型别的第三代宫颈癌疫苗，为研制覆盖所有高危型别 HPV 的第三代宫颈癌疫苗奠定了关键技术基础，敲开了第三代宫颈癌疫苗研制大门。据国家药品监督管理局官网 2019 年 12 月 31 日消息，厦门万泰沧海生物技术有限公司的双价人乳头瘤病毒疫苗（大肠杆菌）（商品名：馨可宁）获批上市。采用课后作业的形式，根据宫颈癌疫苗的不断研发创新，终于研制出国产的 HPV 疫苗，打破了国外疫苗的垄断为题，撰写小论文谈谈创新对一个国家的重要性，培养学生的家国情怀和创造精神。

12. 宫颈癌预防

宫颈癌筛查属于二级预防，是国内预防宫颈癌的主要方式。人类乳头瘤病毒感染是宫颈癌最主要的危险因素，定期到院进行规范细胞学及 HPV 的检测，及早发现早期宫颈癌病变，采取相应的治疗措施，有效预防宫颈癌的发生；接种疫苗属于一级预防，是最有效的预防宫颈癌的方法，但国内接种疫苗并不普遍，需要加大力度进行宣传。通过本部分的学习，引导学生将宫颈癌预防策略的理论知识与实践相结合，提升学生综合创新素质；激发学生全民健康尤其是妇幼健康服务意识，树立社会责任感。

13. 饮食护理

饮食可以预防妇科疾病的发生，如减少外源性雌激素摄取（黄豆），可以预防子宫肌瘤；叶酸可以有效预防和降低宫颈癌的发生；食用高钙食品预防卵巢癌等。因此在护理过程中要注重饮食护理，帮助病人进行合理的膳食搭配，减少疾病发生。通过本部分的学习，引导学生课下拓展合理膳食相关内容，并在护理过程中，推进健康饮食文化建设，为健康中国塑造自主自律的健康行为贡献力量，培养学生奉献社会的职业责任感、使命感。

14. 子宫内膜癌病人的治疗

子宫内膜癌首选的治疗方法是手术治疗，通过手术切除病灶，同时进行手术－病理分期。根据病情选择手术方案，如全子宫切除术及双侧附件切除术；或行广泛子宫切除术及双侧附件切除术，同时行盆腔及腹主动脉旁淋巴结清扫术；或肿瘤细胞减灭手术等。对于有生育要求的病人可以实施“保子宫”的切瘤手术，之后密切随访。若复查时发现肿瘤复发，可再次手术，扩大切除范围，但保留病人生育功能，如果妊娠成功则需要医护人员不离不弃的精心护航直至分娩。通过本部分的学习，引导学生全心全意为护理对象的健康服务，培养学生人文素养。

15. 妊娠合并卵巢肿瘤病人的护理

妊娠合并卵巢肿瘤的病人比较常见，其危害性较非孕期大，恶性肿瘤者很少妊娠。合并良性肿瘤者：早孕者可等待孕12周后手术，以免引起流产；妊娠晚期发现肿瘤者可等待至妊娠足月行剖宫产术，同时切除卵巢。合并恶性肿瘤者：诊断或考虑为恶性肿瘤者，应及早手术并终止妊娠。医务人员应该掌握扎实的理论基础，给予病人科学严谨的建议，同时也应体谅病人犹豫不决的心理。通过本部分的学习，培养学生严谨求实、精益求精的工匠精神和关心病人的人文素养。

16. 妇女保健发展

妇女保健学是一门以维护和促进妇女健康为目的的科学。它以群体为服务和研究对象，以预防为主，密切结合临床。一个国家的妇女保健水平，是与该国妇女的政治、经济、社会地位紧密相连的。国家卫生健康委员会发布了《中国妇幼健康事业发展报告（2019）》[①]，《报告》显示，孕产妇死亡率也由新中国成立前的1500/10万降至1990年的88.8/10万，直至2018年的18.3/10万。面对妇女权益和女性健康的变化，引导学生感受到是国家政策的支持，社会主义制度的建立，使新中国妇女的健康状况有了质的飞跃，使学生产生共情，培养学生家国情怀。

17. 妇女保健现状

妇女健康水平是社会发展和文明的标志。近年来，我国已建立健全各级妇女保健网络，定期开展妇女常见疾病及恶性肿瘤的普查普治工作。我国妇女保健工作虽然取得了显著成绩，特别是在降低孕产妇死亡率方面提前实现了联合国千年发展目标，但仍需进一步完善，也将面临新的挑战。随着我国人均期望寿命延长，老年妇女数量增长，其保健问题日益突出；许多年龄超过35岁、剖宫产术后的妇女面临再生育问题。为进一步促进妇女保健工作的发展，国家提出实施健康中国战略，重点加强妇幼健康服务，同时需要广大医务工作者参与，医学生是国家未来健康事业的创造者，应当响应中共十九大报告的号召，努力学习，关爱孕产妇，为保障人民的健康而努力奋斗。

---

① 中国妇幼健康事业发展报告（2019）（一）[J]. 中国妇幼卫生杂志，2019，10（5）：1－8.

通过该知识的学习，培养学生爱国情怀和社会责任意识。

18. 不孕症治疗

不孕症虽然不是致命性疾病，但已经成为影响男女双方身心健康的医学和社会问题。在我国不孕症治疗的发展史上有一位关键人物——试管婴儿之母张丽珠。张丽珠教授从医从教 60 余年，始终把祖国和人民放在第一位，主动肩负起历史重任，创造了无愧于时代、无愧于人民、无愧于历史的光荣业绩。北京大学第三医院妇产科作为国家妇产疾病临床研究中心，更是有责任和义务，在为广大疑难不孕病人提供优质辅助生育技术治疗不孕不育，努力阻断出生缺陷发生的同时，进一步加强我国健康生育相关领域的源头创新，推动生殖医学基础研究到辅助生殖技术转化，推进妇产领域跨学科交叉融合协同发展，勇挑重担，全方位、全周期维护和保障人民健康，为妇产生殖领域再铸丰碑。我们要学习张教授爱岗敬业、乐于奉献的职业道德和对工作中遇到的难题孜孜不倦、攀登科学高峰的精神。通过本部分的学习，引导学生学习如何在平凡的岗位上创造奇迹，培养学生爱岗敬业、乐于奉献的敬业精神；引导对工作中遇到的难题要孜孜不倦地进行探索，攀登科学高峰的精神，培养学生工匠精神。

19. 辅助生殖技术

辅助生殖技术是人类辅助生殖技术（Assisted Reproductive Technology，ART）的简称，指采用医疗辅助手段使不育夫妇妊娠的技术，包括人工授精（Artificial Insemination，AI）和体外受精－胚胎移植（In Vitro Fertilization and Embryo Transfer，IVF－ET）及其衍生技术两大类。我国的辅助生殖技术研究与国际水平相比，仍有一段距离。我们要进行多学科合作，与国际合作，与政府行政部门合作，积极探索适合中国国情的辅助生殖技术发展道路，为中国乃至全世界生殖医学事业的发展做出我们应有的贡献。采用课后作业的形式，让学生查找目前我国先进的辅助生殖技术，引导学生培养科学创造精神，并激发学生职业责任感和民族自豪感，培养家国情怀。

（四）模块四：计划生育

1. 终止妊娠的方法

各种避孕措施和绝育术，均有一定的失败率，避孕失败且不愿生育者、患有遗传性疾病或其他严重疾病不宜继续妊娠者、检查发现胚胎异常者，需要终止妊娠。护士应协助妇女及早发现并及时采取适宜的避孕失败补救措施。终止妊娠的方法有很多，学生查找终止妊娠的新理念，新技能进行分享，通过分享，可以让学生了解国内外终止妊娠方法的发展现状，增强学生创新意识和创新信念。

2. 早期终止妊娠方法

早期终止妊娠方法有手术流产和药物流产，人工流产对妇女的生殖健康有一定的影响，任何单位或个人均不可实施非医学需要的胎儿性别鉴定和选择性人工终止妊娠. 国家开始实施生殖健康促进行动，重点解决青少年、育龄人群及其他特定人群生殖健康的突出问题，开展未婚人群人工流产干预专项行动，减少青少年意外怀孕和人工流产，提高群众生殖健康水平。在新型婚育文化的建设上，以“尊重生育的社会价值，提倡适龄婚育、优生优育，鼓励夫妻共担育儿责任，破除高价彩礼等陈规陋习”为重点，加强对青年婚恋观、家庭观引导，重塑多子女家庭养育文化，淡化教育焦虑，弘扬“孝”“和”家庭价值观，推动构建积极正向的新型婚育文化。身为护理学生，应响应国家政策，为减少人工流产的发生作出自己力所能及的贡献。通过学习，引导学生深刻认识所应承担的社会责任，培养学生社会责任感。

3. 人工流产实训操作

人工流产技术是妇科的一项基本操作。人工流产的目的是终止妊娠。吸管负压吸引时注意选择吸管及负压大小，吸引前，将吸管末端与消毒橡皮管相连，并连接到负压吸引器橡皮管前端接头上，进行负压吸引试验，无误后，将吸管头部缓慢送入宫底，吸引结束后可捏紧折叠橡皮管、阻断负压后缓慢取出吸管学生观看教师操作，让学生明确在对病人实施人工流产的过程中必须做到技术专业，才可尽量减少病人的不适。角色扮演，学生体验与病患共情，进行温暖、得体的语言交流，有爱心、耐心、责任心的护理。通过学习，培养学生专业技能和人文素养。

四、课程“五育融合”双创教育教学实施路径

“妇产科护理学”课程“五育融合”双创教育教学实施路径见表 8 - 1。

表 8－1　“妇产科护理学”课程“五育融合”双创教育教学实施路径

课程模块	课程内容	双创要素	教学素材	教学实施建议	考核评价	备注
模块一：支持系统	妇产科护理学发展史	1.1 家国情怀	材料：《黄帝内经》《千金要方》《经效产宝》等	采用小组讨论的方法，组织学生围绕我国妇产科发展过程中出现的多部中医妇产科专著，讨论这些专著在当时世界所处的水平、对人们的贡献及对我们目前妇产科护理学的影响，通过讨论，让学生体会这些专著中蕴含的中华民族灿烂文化及古人敢为人先的创新精神，引导学生提升医德认知水平，积极投身护理行业，为祖国的医学发展做贡献，培养学生的家国情怀	小组讨论（1）： 围绕妇产科的发展历史开展小组讨论，组长汇报，根据小组讨论（汇报）评分表（见表 8－3）进行评分，重点考查学生家国情怀	
	外生殖器的结构和功能	2.4 双创素质	案例：少女患两性畸形有男性生殖器被取笑为“人妖” 问题：在胎儿期有哪些方法可以避免两性畸形的发生及如何早期发现两性畸形	在讲授外生殖器结构和功能时，通过两性畸形案例，引出外生殖器发育异常引起的问题，让学生认识到外生殖器正常结构和功能的重要性。围绕案例和问题，通过查阅资料，组织学生讨论目前两性畸形的筛查方法及存在的不足，思考早期有效检查两性畸形的检查方法，引导学生充分利用学校大学生创新创业孵化中心继续进行两性畸形早筛的项目研究，提升学生双创素质	小组讨论（2）： 围绕案例开展小组讨论，组长汇报，根据小组讨论（汇报）评分表（见表 8－3）进行评分，重点考查学生双创素质	创新精神

续表

课程模块	课程内容	双创要素	教学素材	教学实施建议	考核评价	备注
模块二：孕育分娩	拉玛泽减痛分娩法	1.2 社会责任 2.1 专业知识	材料：《拉玛泽减痛分娩法联合分娩球护理对产妇难产率及新生儿窒息率的影响》①	通过分享论文，组织学生提取论文的核心点，拉玛泽减痛分娩法联合分娩球护理，可帮助产妇获得良好分娩结局，采用小组讨论的方法，组织学生讨论这篇论文给人带来的启示有哪些？引导学生明白不能对现有知识墨守成规，要及时吸纳新知识、新方法，强化学生专业知识；同时讨论掌握先进分娩护理技术的必要性，使学生明白提高分娩护理服务质量降低产妇难产率及新生儿窒息率，对整个社会具有非常重大的意义，培养学生的社会责任感	小组讨论（3）： 围绕材料组织学生小组讨论，个人撰写思考，根据小组讨论评分表（见表8-4）进行评分。结合拉玛泽减痛分娩法联合分娩球护理的意义，重点考查学生社会责任担当	
	分娩机制	5.4 创造精神	材料：印度影片《宝莱坞机器人之恋》片段	通过观看视频，采用小组讨论的方法，组织学生以小组为单位讨论影片中机器人接生的优点，思考现实世界中如何利用互联网或其他新技术能在接生过程中及时观察到胎儿产程进展，通过学校的国家级虚拟仿真中心不断进行实践和修正，引导学生创新创造	小组讨论（4）： 围绕现实生活中如何能在接生过程中及时观察到胎儿产程进展，以减少难产导致的产妇和新生儿死亡率为题，展开讨论，组长汇报，根据小组讨论（汇报）评分表（见表8-3）进行评分，重点考查学生对新技术的利用和创新思维，培养学生的创造精神	

① 张小琴，陆小丽，赵云辉．拉玛泽减痛分娩法联合分娩球护理对产妇难产率及新生儿窒息率的影响［J］．齐鲁护理杂志，2021，27（19）：132-134.

续表

课程模块	课程内容	双创要素	教学素材	教学实施建议	考核评价	备注
模块二：孕育分娩	电子胎心监护	2.3 专业技能 2.3 专业素养	材料：电子胎心监护的使用视频	通过观看视频电子胎心监护的使用，讲授电子胎心监护的操作方法，教师示教，学生现场练习，让学生掌握电子胎心监护使用方法，培养学生专业技能；采用小组讨论的方法，组织学生讨论电子胎心监护使用的意义及目前尚需改善的地方，根据讨论结果，围绕需要改进的问题，以小组为单位撰写报告式作业，提升学生专业素养	课后作业（1）： 围绕需要改进的问题，以小组为单位撰写报告式作业。根据课后作业评价表（见表8－8）进行评价，重点考查学生的专业素养	
	妊娠期管理	1.1 家国情怀	材料：我国围产医疗水平的发展	通过展示材料，学生了解我国的围产医疗水平迅猛发展，孕产妇死亡率显著下降，新生儿的出生质量不断提高，采用小组讨论的方法，组织学生讨论这些变化的根本原因，让学生体会国家在此方面作出的贡献，激发学生的爱国热情，并愿意为人民健康学好学业，立志报效祖国、服务人民，培养家国情怀	小组讨论（5）： 围绕材料内容开展小组讨论，组长汇报，根据小组讨论（汇报）评分表（见表8－3）进行评分，重点激发学生的爱国热情，培养家国情怀	
	产褥期护理	2.4 双创素质	案例：中国传统产后要坐月子	通过案例，课堂上讨论产后坐月子的必要性，带领学生思考坐月子背后的生理变化及科学坐月子的注意事项，讨论居家坐月子和月子中心的优缺点的问题，要求学生根据所学的专业知识针对月子中心的缺点或空间限制提出解决办法，培养学生双创素质	作品设计（1）： 围绕居家坐月子和月子中心的优缺点组织设计解决目前月子中心存在的行业痛点，设计新的解决方案，根据作品设计评分表（见表8－6）进行评分	创新精神 双创能力

续表

课程模块	课程内容	双创要素	教学素材	教学实施建议	考核评价	备注
模块二：孕育分娩	妊娠高血压对母婴的影响	1.4 敬业精神	案例：“妊娠高血压孕妇 33 周拒绝剖宫产”	采用案例分析、小组讨论的方法，分析高血压为什么会对孕妇产生严重的危害，组织学生讨论视频中的李主任及其团队有哪些方面值得我们学习，引导学生对待病人要耐心、细心、责任心，为了让病人意识到危险反复与病人沟通，学习恪尽职守的工作态度，培养敬业精神	小组讨论（6）： 围绕视频案例内容开展小组讨论，组长汇报，根据小组讨论（汇报）评分表（见表 8－3）进行评分，重点让学生深刻体会到一切为了病人，培养学生敬业精神	
	妊娠合并心脏病终止妊娠的条件	2.3 专业素养 4.2 人文素养	案例：观看“妊娠合并先天性心脏病患者的结局”视频 问题：该病人的做法你是否认同	通过视频观看，课堂上讨论该病人是否适宜妊娠，带领学生思考妊娠对心脏病病人的影响，妊娠合并心脏病必须早期住院观察，需要护士有专业知识和敏锐的观察力，培养学生专业素养； 围绕施该病人的做法你是否认同的问题，组织学生展开讨论，加深对尊重生命和人权的认识，增强学生对专业知识的深刻理解和掌握，提升人文素养	小组讨论（7）： 围绕视频内容开展小组讨论，组长汇报，根据小组讨论（汇报）评分表（见表 8－3）进行评分，重点激发学生的爱国热情，培养学生专业素养，提升人文素养	
	胎位异常的处理	2.3 专业素养 4.2 人文素养	案例：“异常分娩”片段	通过观看视频，了解胎位异常处理的过程，采用小组讨论的方式，讨论顺产和难产的关系，使学生理解胎位异常导致难产时，通过专业的助产方法，在一定条件下可以转变为顺产，使学生明白作为产科护理人员，必须掌握基本的助产技术，并能根据产妇的情况选择合适的技术，减少并发症，提升学生专业素养；同时让学生体会产妇在此过程中承受的痛苦，通过撰写关爱女性行动报告，增强学生关爱女性、感恩父母的意识，培养学生人文素养	小组讨论（8）： 围绕胎位异常处理方式的选择和处理过程产妇承受的痛苦，学生通过小组讨论，个人撰写关爱女性行动报告，根据小组讨论评分表（见表 8－4）进行评分。重点考查学生综合运用专业知识能力，提升关爱女性、感恩父母的意识，培养学生专业素养和人文素养	

续表

课程模块	课程内容	双创要素	教学素材	教学实施建议	考核评价	备注
模块二：孕育分娩	产钳助产	2.3 专业技术 5.4 创造精神	案例："头位难产的产钳助产" 视频：产钳助产过程	课前观看"头位难产的产钳助产"视频，课中以小组为单位，对产钳助产的条件展开讨论，就产钳的使用进行练习，培养学生的专业技术。在产钳使用过程中，教师引导学生思考产钳使用过程中的局限性，并通过查阅文献寻找改进的措施，激发学生的创新精神和创造精神	作品设计（2）： 结合目前产钳助产的局限性设计新型产钳，根据作品设计评分表（见表8－6）进行评分，重点考查学生对产钳助产操作的掌握程度和创新能力	创新精神
	产后出血病因	1.4 敬业精神	案例：产后胎盘检查评估节选	采用视频中的案例分析，体验产后出血的严重情况。采用分组讨论的形式，围绕视频中产妇产后出血的原因及导致产后出血的人为原因等展开讨论辩论，使学生牢记作为护理人员应该具有强烈的责任感，培养学生的敬业精神	小组讨论（9）： 围绕视频中产妇产后出血的原因学生展开小组讨论，个人撰写引起产后出血的原因及个人对该案例的思考的报告，根据小组讨论评分表（见表8－4）进行评分。重点考查学生的敬业精神	
	产后出血治疗	1.4 敬业精神 2.1 专业知识	案例：产妇因肝功异常，凝血功能异常致产后出血	采用案例分析、小组讨论的方法，组织学生讨论医生采取的产后出血的治疗措施有哪些及谈谈对医生积极抢救行为的看法，引导学生掌握相关知识，培养学生专业知识；学习医生拼搏敬业的态度，培养学生敬业精神	小组讨论（10）： 围绕视频中产妇肝功及凝血功能异常的原因及对医生行为的看法学生展开小组讨论，小组汇报，根据小组讨论评分表（见表8－3）进行评分。重点考查学生的专业知识和敬业精神	

续表

课程模块	课程内容	双创要素	教学素材	教学实施建议	考核评价	备注
模块二：孕育分娩	产后出血抢救配合	3.3 协作精神 4.2 人文素养	案例：产后出血抢救的曲折过程	根据视频中案例，通过分组讨论让学生总结抢救过程都采取了哪些止血方法？针对产妇自身情况，哪些方法是最合适的？查阅文献寻找产后出血止血的最新研究进展，引导学生要有同理心，当抢救遭遇伦理时，要结合专业所学，给予病人及家属合理的情感支持，培养学生人文素养；通过讨论案例中产妇抢救成功的原因，引导学生总结出医护之间相互配合、相互协作是成功的关键，培养学生协作精神	小组讨论（11）： 采用翻转课堂的形式，学生以小组为单位汇报学习成果，小组撰写讨论方案，根据小组讨论评分表（见表 8－5）进行评分，重点考查学生协作精神和人文素养	
	产后出血抢救拓展	2.1 专业知识 3.2 拼搏精神	案例：产后出血抢救争议	教师通过组织学生查阅文献，采用小组讨论的形式讨论如何看待视频中医护人员为抢救大出血病人，决定使用具有争议的凝血酶灌注止血这一做法？引导学生学习视频中医务人员不怕困难、百折不挠、勇往直前，不达目的不罢休的精神品质，以榜样的力量感化学生，培养学生拼搏精神。引导学生意识到只有掌握了精湛的技术和理论知识，才能更好的为患者服务，培养学生专业知识	小组讨论（12）： 采用翻转课堂的形式，学生以小组为单位，组长汇报学习成果，根据小组汇报评分表（见表 8－3）进行评分，重点考查学生培养学生专业知识和拼搏精神	创新精神

续表

课程模块	课程内容	双创要素	教学素材	教学实施建议	考核评价	备注
模块二：孕育分娩	羊水栓塞的抢救	3.2 拼搏精神 3.3 协作精神	案例：给扬州某医院产科送锦旗案例	展示一张家属走进了扬州大学附属医院产科把一面锦旗送到产科主任致谢医生温暖的照片引出案例，采用案例分析、小组讨论的方法，组织学生讨论羊水栓塞抢救成功的原因，引导学生意识到医务人员临危不乱、团队协作，快速启动应急救治体系是成功的关键，培养学生协作精神；攻坚克难，对抢救流程、抢救用药剂量、用法铭记在心，才能成功抢救每一例危重病人，培养学生拼搏精神	小组讨论（13）： 围绕医务人员如何临危不乱，快速启动应急救治体系组织学生小组讨论，进行汇报，根据小组讨论评分表（见表8－3）进行评分。重点考查学生不怕困难的精神品质和对羊水栓塞抢救中医务人员配合抢救重要性的认识，培养学生拼搏精神和协作精神	
模块三：健康维系	宫颈炎的中医治疗方法	1.1 家国情怀	材料：宫颈炎的中医治疗方法	采用项目驱动、小组合作的方法，通过观看“宫颈炎的中医治疗方法”的视频，各学习小组选取不同的中医中药治疗方法，比如“穴位治疗”“中药坐浴”等，查阅相关资料，了解各方法具体步骤和优势，撰写报告式作业，在班级进行汇报、展示。通过查阅文献，使学生深入了解中医治疗宫颈炎的疗效，增强学生的文化自信，培养学生的家国情怀	课后作业（2）： 以宫颈炎的中医治疗方法为题撰写报告式作业，根据课后作业评价表（见表8－8）进行评价，重点考查学生案例中的中医治疗的理解，增强学生的文化自信，培养学生的家国情怀	
	异常子宫出血类型	2.3 专业素养	案例：异常子宫出血	异常子宫出血类型的学习以翻转课堂的形式开展，根据案例的描述，组织学生围绕以下问题进行小组讨论：哪些护理评估内容来获取判断异常子宫出血类型的依据？不同类型的异常子宫出血是如何导致的？学生通过自学和小组讨论进行护理评估及根据评估内容判断出血类型，根据性腺轴的调节机制推导出血原因。加强学生探究学习能力及评判性思维能力，提升其专业素养	小组讨论（14）： 采用翻转课堂，学生以小组为单位组长汇报学习成果，根据小组汇报评分表进行评分（见表8－3），重点考查学生对异常子宫出血的认知，提升其专业素养	

续表

课程模块	课程内容	双创要素	教学素材	教学实施建议	考核评价	备注
模块三：健康维系	痛经病因	3.3 协作精神 5.4 创造精神	材料：课前任务——在校女大学生痛经现状调查	通过课前任务单，提前一周下达任务，要求学生以小组为单位调查不同专业在校女大学生痛经现状，并通过查阅文献探索引起痛经的原因，课上通过课堂测验检查学生调查分工、调查结果及对痛经病因的理解程度，引导学生采用科学的方法，探究专业问题，使学生具备良好的创新思维和团队合作精神	课堂测验（1）： “学习通”布置课堂测验，检查学生调查分工、调查结果及对痛经病因的理解程度，根据课堂测验评分表（见表8－7）进行评价，专业知识测试题重点考查学生对痛经病因的掌握程度，开放型测试题重点考查学生的协作精神和创造精神	创新精神
	痛经预防	4.4 文化创意	材料：痛经预防画报赏析	通过分组任务，各个小组课前完成痛经预防的画报，并在课堂上进行展示。通过画报展示，激发学生的全民健康意识，全民健康人人参与，人人尽力，人人享有，同时通过画报的制作，激发学生的创造意念，提高学生的文化创意能力	作品设计（3）： 围绕痛经预防设计宣传画报，按照作品评价标准（见表8－6）进行评分，重点考查学生对画报的掌握程度及文化创意	
	绝经综合征的护理	4.1 审美素养 5.1 劳动精神	案例：感恩母亲，关心母亲活动	借助母亲节感恩活动，给学生布置任务：结合绝经综合征的护理学习，设计一次力所能及的“感恩母亲送健康”活动，要求活动主题是绝经期综合征的护理，活动形式自行设计，最终以视频形式呈现在课堂上。通过此次活动，第一是激发学生的感恩意识；第二是启发学生发现美、感知美的意识，且激发学生的创造美的灵感；第三是让学生体验劳动之美，引导学生尊重每一份劳动成果	作品设计（4）： 围绕围绝经期综合征布置母亲节感恩活动设计，按照作品评价标准（见表8－6）进行评分，重点考查学生对围绝经期综合征的掌握程度，对审美素养、劳动精神的体现	

续表

课程模块	课程内容	双创要素	教学素材	教学实施建议	考核评价	备注
模块三：健康维系	葡萄胎的护理	2.3 专业素养 3.3 协作精神	案例：葡萄胎清宫术后阴道流血案例	采用小组讨论的方法，组织学生讨论，提出相应问题：葡萄胎清宫术后，病人出血的原因有哪些情况？应进行的护理评估内容是什么？讨论有哪些方法可以预防清宫术后阴道流血？通过小组讨论分析，总结成果并汇报，分享收获，促进学生对专业知识的理解把握，培养专业素养；小组设置主持人、记录人和发言人等，保证每个同学都能参与活动，培养学生团队协作能力	小组讨论（15）： 采用翻转课堂的方法，学生课上对案例讨论，随机选取一人汇报，根据小组讨论评分表（见表8－3）进行评分，考查学生对葡萄胎的护理的认识及专业素养和协作精神的体现	
	妇科肿瘤概述	5.2 劳模精神	案例：林巧稚生平简介及对妇科肿瘤的贡献	在讲授妇科肿瘤概述时，通过“林巧稚对我国妇科肿瘤发展的贡献”案例，引出妇科肿瘤流行病学现状，让学生认识到目前我国妇科肿瘤的地位离不开老一辈妇科肿瘤专家努力打下的基础。围绕案例，组织学生讨论在新中国成立初期如此艰难的情况下，先辈们是如何创造了一个又一个妇科肿瘤治疗奇迹的，通过讨论引导学生学习先辈们爱岗敬业、艰苦奋斗、勇于奉献的精神，自觉以先辈们为榜样，培养学生劳模精神	小组讨论（16）： 根据案例，学生课上进行讨论，随机选取一人汇报，根据小组讨论评分表（见表8－3）进行评分，考查学生对爱岗敬业、艰苦奋斗、勇于奉献的劳模精神认知	

续表

课程模块	课程内容	双创要素	教学素材	教学实施建议	考核评价	备注
模块三：健康维系	HPV 感染的治疗	1.1 家国情怀	案例：中药治疗 HPV 感染	采用小组讨论的方法，组织学生围绕 HPV 感染的中医治疗疗效，讨论中医中药治疗该病的优越性，通过讨论，让学生体会中医中药在当代的价值和地位，引导学生重视中医药的应用，为祖国的中医学发展做贡献，培养学生的家国情怀	小组讨论（17）： 根据案例，学生课上进行讨论，随机选取一人汇报，根据小组讨论评分表（见表 8－3）进行评分，考查学生对中医中药优越性的认识及国家情怀的体现	
	卵巢肿瘤治疗	5.3 工匠精神	案例：吴令英：担当铸医路，正气写人生	采用小组讨论的方法，通过吴令英：担当铸医路，正气写人生的事迹，组织学生讨论分析吴教授在卵巢肿瘤治疗领域的贡献及取得该成就原因，引导学生学习吴教授专注专业、精益求精的态度，感悟工匠精神	小组讨论（18）： 根据视频和案例，学生课上进行讨论，随机选取一人汇报，根据小组讨论评分表（见表 8－3）进行评分，考查学生对专注专业、精益求精的态度，培养学生工匠精神	
	宫颈癌筛查	1.1 家国情怀	材料：卫生部、财政部、全国妇联决定从 2009 年开始实施农村妇女“两癌”检查项目	讲授宫颈癌筛查时，引入材料，使学生了解在国家和政府的大力支持下，“两癌”筛查顺利实施，全国两癌的发生率和死亡率显著下降，要求学生课下查阅资料，查找我国政府近些年为妇女健康所做的努力，结合自身享受到的政策撰写自我体会，通过课后作业，引导学生体会中国共产党领导下的社会主义国家对人民的关爱，让学生认识到社会主义制度的优越性，激发爱国情感，强化使命担当，培养学生的家国情怀	课后作业（3）： 以开展农村妇女“两癌”（宫颈癌和乳腺癌）检查的材料为题，查找我国政府近些年为妇女健康所做的努力，撰写不少于 500 字的自我体会。根据课后作业评价表（见表 8－8）进行评价，重点考察的家国情怀的体现	

续表

课程模块	课程内容	双创要素	教学素材	教学实施建议	考核评价	备注
模块三： 健康维系	宫颈癌疫苗	5.4 创造精神	材料：宫颈癌与疫苗的研制过程	讲授宫颈癌疫苗时，通过观看视频“宫颈癌疫苗研制过程”，使学生了解我国科研人员经过不断地研发创新，终于研制出了自己的九价疫苗，打破了国外疫苗的垄断，通过课后拓展延伸，要求学生查阅资料，撰写小论文谈谈创新对一个国家的重要性，培养学生创造精神	课后作业（4）： 采用课后作业的形式，根据宫颈癌疫苗的不断研发创新，终于研制出国产的HPV疫苗，打破了国外疫苗的垄断为题，撰写论文式作业，谈谈创新对一个国家的重要性，根据课后作业评价表（见表8－8）进行评价，重点考查学生创造精神的体现	创新精神
	宫颈癌的预防	1.2 社会责任 5.4 创造精神	材料：宫颈癌的预防策略	通过对宫颈癌预防策略文献资料分析，使学生掌握宫颈癌预防的具体措施，并根据所学，结合社区特点，设计宫颈癌预防宣传手册，引导学生理论与实践相结合，提升学生综合创新素质；通过南丁格尔志愿活动，组织学生进去社区进行宫颈癌预防及筛查的健康宣教，激发学生的全民健康尤其是妇幼健康服务意识，树立社会责任感	作品设计（5）： 围绕宫颈癌预防，设计宫颈癌预防宣传手册和南丁格尔志愿活动方案，按照作品设计评价表（见表8－6）进行评分，重点考查学生社会责任、创造精神的体现	创新精神
	饮食护理	1.2 社会责任	材料：饮食预防妇科疾病	讲授妇科疾病饮食护理时，介绍饮食护理的重要性，通过布置课后作业，引导学生课下查阅资料，以饮食预防妇科疾病为题，撰写不少于500字报告式作业，引导学生推进健康饮食文化建设，为健康中国塑造自主自律的健康行为贡献力量，培养学生奉献社会的职业责任感、使命感	课后作业（5）： 以饮食预防妇科疾病为题，撰写不少于500字的报告，阐述合理膳食对女性的作用。根据课后作业评价表（见表8－8）进行评价，重点考查学生的社会责任感	

续表

课程模块	课程内容	双创要素	教学素材	教学实施建议	考核评价	备注
模块三：健康维系	子宫内膜癌病人的治疗	4.2 人文素养	案例：子宫内膜癌病人2次成功生子	采用小组讨论的方法，组织学生围绕子宫内膜癌病人成功生子的案例，讨论为保留病人的生育能力，医务人员克服了那些困难、病人成功受孕生子与选择的治疗方式之间的关系以及受孕后的医务人员不离不弃的精心护航的目的。引导学生全心全意为护理对象健康服务的意识，培养学生人文素养	小组讨论（19）： 根据视频，学生课上进行讨论，随机选取一人汇报，根据小组讨论评分表（见表8－3）进行评分，考查学生对人文素养、工匠精神的体现	
	妊娠合并卵巢肿瘤病人的护理	4.2 人文素养 5.3 工匠精神	案例：妊娠合并卵巢肿瘤病人的抉择	通过案例，组织学生进行小组讨论，分析案例中妊娠合并卵巢肿瘤病人的选择是终止妊娠还是继续、同时体会病人艰难的抉择，引导学生掌握扎实的理论基础，给予病人科学严谨的建议，同时也应体谅病人犹豫不决的心理。培养学生严谨求实、精益求精的工匠精神和关心病人的人文素养	小组讨论（20）： 根据案例，学生课上进行讨论，随机选取一人汇报，根据小组讨论评分表（见表8－3）进行评分，考查学生对人文素养、工匠精神的体现	
	妇女保健发展	1.1 家国情怀	材料：新中国成立后政府制定一系列的政策法规如《中国妇女发展纲要》《妇女权益保障法》等	采用案例分析、小组讨论的方法，让学生分析新中国成立前后妇产科学的发展变化，妇女的权益和女性健康的变化。由于国家政策的支持，社会主义制度的建立使中国妇女的健康状况有了质的飞跃，使学生产生共情，培养学生家国情怀	小组讨论（21）： 根据案例，学生课上进行讨论，随机选取一人汇报，根据小组讨论评分表（见表8－3）进行评分，考查学生国家情怀的体现	

续表

课程模块	课程内容	双创要素	教学素材	教学实施建议	考核评价	备注
模块三：健康维系	妇女保健现状	1.2 社会责任	材料：党的十九大提出“实施健康中国战略”	讲授妇女保健现状时，引入材料“中国共产党第十九次全国代表大会中提出实施健康中国战略”，采用小组讨论的方法，组织学生讨论国家重视妇女保健的原因及我们作为医务工作者应该为妇女保健做哪些贡献。让学生明白我们医学生是国家未来健康事业的创造者，应当响应中共十九大报告的号召，努力学习，关爱孕产妇，为保障人民的健康而努力奋斗，培养学生社会责任感	小组讨论（22）： 根据案例，学生课上进行讨论，随机选取一人汇报，根据小组讨论评分表（见表 8－3）进行评分，考查学生社会责任感的体现	
	不孕症治疗	1.4 敬业精神 5.3 工匠精神	材料：试管婴儿之母——张丽珠	讲授不孕症治疗时，观看视频了解不孕症治疗的发展，采用小组讨论的方法，通过对试管婴儿之母——张丽珠光荣事迹的学习，引导学生讨论如何在平凡的岗位上创造奇迹，培养学生爱岗敬业、乐于奉献的敬业精神；引导学生正确对待工作中遇到的难题，应具有孜孜不倦探索的毅力和攀登科学高峰的精神，培养学生工匠精神	小组讨论（23）： 根据案例，学生课上进行讨论，随机选取一人汇报，根据小组讨论评分表（见表 8－3）进行评分，考查学生的敬业精神和工匠精神	

续表

课程模块	课程内容	双创要素	教学素材	教学实施建议	考核评价	备注
模块三：健康维系	辅助生殖技术——人工授精主要步骤	1.1 家国情怀 5.4 创造精神	材料：人工授精动画	讲授人工授精时，通过视频让学生了解人工授精是如何完成的，介绍我国现有的辅助生殖技术，采用课后作业的形式，要求学生查找目前我国先进的辅助生殖技术，使学生明白发展我国辅助生殖技术需要进行多学科合作，与国际合作，与政府行政部门合作，鼓励学生积极探索适合中国国情的辅助生殖技术发展道路，为中国乃至全世界生殖医学事业的发展做出我们应有的贡献，培养学生科学创造精神，并激发学生职业责任感和民族自豪感，培养家国情怀	课后作业（6）： 以先进的辅助生殖技术为题撰写论文式作业，根据课后作业评价表（见表8－8）进行评价，重点考查学生国家情怀和创造精神	创新精神
模块四：计划生育	终止妊娠的方法	5.4 创造精神	案例：终止妊娠	通过“终止妊娠”案例，讲授终止妊娠的方法。采用任务驱动的方法，布置课后作业，要求学生查找终止妊娠的新理念，新技能进行分享，通过分享，可以让学生了解国内外终止妊娠方法的发展现状，增强学生创新意识和创新信念	课后作业（7）： 以终止妊娠的方法最新研究进展为题撰写论文式作业，根据课后作业评价表（见表8－8）进行评价，重点考查学生创新意识	

续表

课程模块	课程内容	双创要素	教学素材	教学实施建议	考核评价	备注
模块四：计划生育	早期终止妊娠方法	1.2 社会责任	材料：《中国计划生育协会印发工作要点》：2022 年开展未婚人群人工流产干预专项行动①	通过材料中国计划生育协会官网公布《中国计划生育协会印发工作要点》：2022 年开展未婚人群人工流产干预专项行动，讲授早期终止妊娠方法。结合材料组织学生进行小组讨论，谈一谈身为护理学生，应该从哪些方面减低人工流产的发生，引导学生深刻认识所应承担的社会责任，培养学生社会责任感	小组讨论（24）： 根据案例，学生课上进行讨论，随机选取一人汇报，根据小组讨论评分表（见表 8－3）进行评分，考查学生的社会责任感	
	人工流产实训操作	2.2 专业技能 4.2 人文素养	问题：人工流产过程	教师现场模拟人工流产操作，学生进行分组练习，让学生掌握操作步骤，培养学生专业技能；通过角色扮演，体验与病患共情，进行温暖、得体的语言交流，有爱心、耐心、责任心的帮助照顾，培养学生人文素养	随堂测验（2）： 以人工流产操作进行情景模拟录制视频，根据课堂测验评分表（见表 8－7）进行评价，重点考查学生操作过程的熟练程度和人文关怀的体现，培养学生专业技能和人文素养	

① 中国计划生育协会. 关于印发《中国计划生育协会 2022 年工作要点》的通知. 国计生协〔2022〕1 号 . 2022. 1. 28

五、考核评价

根据“妇产科护理学”课程“五育融合”双创教育教学实施路径中考核评价栏目规定的考核方式，过程性评价与终结性评价相结合，采用多元化考核评价方式，注重学生创新精神、创业意识和创新创业能力评价。

（一）评价形式

评价形式如表8－2所示。

表8－2　　评价形式表

评价形式	小组讨论	作品设计	课堂测验	课后作业
数量	24	5	2	7
占比（%）	63	13	5	19

（二）评价标准

小组讨论，方式一：小组讨论，组长或组内随机选一人汇报。组内学生自评占20%，学生互评占30%；全体学生评价汇报情况占20%；教师评价汇报情况占30%。汇报成绩作为小组成员成绩。适用于小组讨论（1）（2）（4）（5）（6）（7）（10）（12）（13）（14）（15）（16）（17）（18）（19）（20）（21）（22）（23）（24）。

表8－3　　小组汇报评分表

项目	主题突出	时间控制	仪表仪容	应变能力	回答问题	备注
权重	0.3	0.1	0.1	0.2	0.3	

小组讨论，方式二：小组讨论，个人撰写讨论报告。组内学生自评占30%，学生互评占40%，教师评价学生撰写报告情况占30%。适用于小组讨论（3）（8）（9）。

表 8－4　　小组讨论评分表

项目	逻辑分析	沟通能力	人际合作	举止与仪表	组织协调	备注
权重	0.3	0.3	0.1	0.1	0.2	

小组讨论，方式三：小组讨论，小组撰写讨论报告。组内学生自评占30%，学生互评占40%，教师评价小组报告撰写情况占30%。小组报告成绩作为小组成员成绩（见表8－5）。适用于小组讨论（11）。

表 8－5　　小组汇报评分表

项目	主题突出	时间控制	仪表仪容	应变能力	回答问题	备注
权重	0.3	0.1	0.1	0.2	0.3	

作品设计。课程过程性评价中，作品设计共5个，每件作品满分100分。评分方式为：组内学生评价占30%；全体学生评价占30%；教师评价占40%。作品设计评分要点见作品设计评分表。适用于所有作品设计（见表8－6）。

表 8－6　　作品设计评分表

项目	设计理念新颖	设计方案合理	符合设计要求	新技术应用	设计作品完整	备注
权重	0.1	0.3	0.3	0.2	0.1	

课堂测验。本课程过程性评价中，课堂测试共2个，每份课堂作业满分100分，通过“学习通”记录学生成绩。课堂测验题包括专业知识测试题和开放型测试题（包括角色扮演），专业知识测试题中客观题由“学习通”自动评判，主观题和开放型试题由教师评价，考查学生的作答是否情感、思想健康，符合题意，是否有深刻、丰富的内涵，是否有创新，开放型试题旨在激发学生自我表达能力和想象力，培养创新型人才。

表 8－7　　课堂测验评分表

项目	测验完成	知识掌握	知识运用	价值正向	备注	
权重	0．2	0．2	0．3	0．3		

课后作业。本课程过程性评价中，课后作业共 7 个，根据考核内容分为报告式作业，主要考查学生是否能够根据要求查阅资料、内容和材料是否翔实、是否能够将相关专业知识及理论联系，适用于课后作业（1）（2）（3）（5）；论文式作业主要考查学生是否能综合分析问题、条理是否清晰，解决问题的方法是否有创新性，适用于课后作业（4）（6）（7）。课后作业根据学生完成情况由任课教师综合评定，采用五级制方式赋分。

表 8－8　　课后作业评分表

项目	作业完成	知识掌握	知识运用	价值领悟	备注
权重	0.4	0.2	0.2	0.2	

终结性评价标准。围绕“五育融合”课程创新创业教育目标，组织终结性评价包含期中考试和期末考试两类，采取百分制计分，期中考试占比 15%，期末考试占比 25%，采取纸笔作答。试题形式和内容突出基础性、综合性、应用性和创新性，通过设计开放型、探究型试题以及非标准答案的试题，在考查专业知识的基础上，引导学生多角度认识问题，鼓励学生主动思考、发散思维，考查和培养学生的探究意识和独立思考、创新能力。

（三）评价结果计算

根据《“五育融合”大学生创新创业指数综合测评办法》，计算“五育融合”课程创新创业基础指标达成度和学生创新创业基础指标达成度。

（四）评价结果使用

教师针对达成度低的分项指标进行全面分析，从教学目标设计、教学方法使用、教学环境创设、教学活动组织、学生学情等方面撰写教学反思，优

化教学设计，持续改进教学，提高课程教学质量。

围绕学生个体达成度低的分项指标进行系统分析，从学生学习态度、学习习惯、学习方式等方面分析存在原因，对学生进行个性化辅导，引导学生增强创新精神，树立创业意识，提高创新创业能力。

第九章

“急救护理学”课程“五育融合”创新创业教育教学设计

一、课程基本情况

“急救护理学”是护理学专业的一门专业核心课程，是研究院前救护、急诊科救护和危重症病人抢救监护的一门新兴的综合应用性课程，在护理学专业课程体系中起重要的支撑作用。本课程共32学时，2学分。

通过本课程的学习，帮助学生掌握急救护理的基本理论、常用急救护理技术及各种临床常见急危重症的急救护理知识。熟悉急救护理的工作范围与特点，培养学生急危重症护理意识，掌握常用急救技术，使学生在综合运用各专科知识，处理急危重症病人时，有较强的决断能力、应急处理能力、沟通能力及团队协作能力，为从事临床急危重症护理工作奠定扎实的基础。

二、课程“五育融合”双创教育教学目标

本课程围绕护理学专业人才培养目标，结合教学内容，落实“五育融合”要求，在创新创业教育方面达到以下教学目标：

（1）结合急救医疗服务体系、急诊科概述等教学内容，挖掘家国情怀、社会责任、诚信品质、敬业精神等要素，培养学生的家国情怀，培养学生生命至上理念，树立高度社会责任感，激发学生的敬业精神。

（2）结合人工呼吸、搬运法等教学内容，挖掘双创素质等要素，强化

专业素养，培养学生运用专业知识归纳分析、综合应用的能力，强化学生急救护理专业技能，提升学生护理专业素养和双创素质。

（3）结合院外急救检伤分类、有机磷中毒病人的救治与护理等教学内容，挖掘坚强意志、协作精神等要素，培养学生不怕困难、百折不挠的坚强意志，形成团队合作、相互配合、共同奋进的协作精神。

（4）结合心搏骤停、气道异物梗阻处理等教学内容，挖掘人文素养等要素，强化人文关怀认知，塑造人文关怀意识，培养学生人文素养。

（5）结合急诊分诊与护理评估、一氧化碳中毒病人的救治与护理等教学内容，挖掘劳动精神、工匠精神、创造精神等要素，培养学生劳动精神和工匠精神，激发学生创造精神。

三、课程知识与“五育”中的双创要素

（一）模块一：总论

急救医疗服务体系集院前急救、急诊科急救、危重症救护、各专科生命绿色通道为一体。及时有效的急救医疗服务对于患者的健康至关重要，有助于挽救患者生命、改善健康结局、降低意外死亡率。因此，完善和发展急救医疗体系被视为卫生规划的重要内容，在世界范围内被广泛倡导。只有建立科学合理的急救网络，缩短急救半径，帮助普通公众学习和掌握相应的急救知识和技能，才能进一步提升急救成功率，达到救死扶伤的目的。急救医疗服务体系的发展对医护人员提出了更高的要求，掌握专业知识，运用专业医疗技术，相互协助，缩短急救时间，为急救患者开通更多的绿色通道，让生命得到更有保障的救治。通过此内容，培养学生生命至上理念，树立高度社会责任感，提升专业素养。

（二）模块二：院外救护

1. 院外急救检伤分类

院外急救检伤分类要求合理优化使用医疗资源，使伤员整体的受益最大化。应先根据伤员的具体情况进行评估和分类，将有限的时间、人力及器材

使用在需要优先处置治疗的伤员身上，确保他们在经过救治后能够保住性命甚至恢复部分能力。在进行检伤分类时，护士必须掌握全面的专业知识，具备独立思考能力和敏锐的洞察力，临危不惧，吃苦耐劳，勇于担当、乐于奉献。通过院外急救检伤分类流程这部分教学内容，加深学生对“时间就是生命”的深刻理解，培养学生协作精神，增强对专业知识的掌握，提升专业素养。

2. 心搏骤停

心搏骤停是心脏功能、呼吸和意识的突然丧失。发生心搏骤停会危及生命，心搏骤停 1 分钟内实施——CPR 成功率 >90%，4 分钟内实施——CPR 成功率约 60%，6 分钟内实施——CPR 成功率约 40%，8 分钟内实施——CPR 成功率约 20%，抢救必须争分夺秒。如果得到快速、适当的医疗护理，就有可能存活。作为医学生应树立急救意识，对于心搏骤停患者，必须分秒必争地进行现场急救，理解作为医学生的使命感，提升救护的应变能力，发扬救死扶伤的人道主义精神，使学生深刻体会到作为医学生应有的社会责任感，培养学生敬业精神，提高学生人文素养。

3. 人工呼吸

人工呼吸是使空气有节律地进入和排出肺脏，以达到维持呼吸，解除组织缺氧的目的。人工呼吸是一项不可或缺的急救技能，也是心肺复苏抢救的关键一环，作为护士必须要熟练掌握，遇到紧急意外情况及时准确施救，挽救生命，为病人提供安全、有温度的专业护理服务。通过此内容，使学生深刻体会到及时正确进行人工呼吸的重要性，培养学生专业技能，认识到要为病人提供安全有温度的护理服务，培养提升学生人文素养。

4. 搬运法

伤员在现场进行初步救护后，必须迅速安全地将伤员搬运到运输工具上，将伤员运送到医院或救护站进一步治疗。搬运是帮助伤员能迅速得到医疗机构的及时抢救治疗，并及早离开受伤现场，以免延误抢救治疗时机，并可防止再次受伤。作为护士必须准确评估不同的伤员和病情，正确决策，及时采取救护措施施救，因地制宜地选择合适的搬运方法和工具，而且动作要轻、快，同时关注患者感受，做有温度的护士。通过此内容，培养学生专业技能，提升学生专业素养。

（三）模块三：急诊救护

1. 急诊科概述

气道梗阻是一种致命性临床急症，也是生活中的常见意外事件，可发生在任何年龄组，主要以儿童和老年人多见，如不及时处理治疗，数分钟内即可导致窒息甚至死亡。因此气道异物的梗塞急救应引起我们重视。气道梗阻的急救，关键在于解除梗阻，恢复通气。对于轻度气道梗阻，若患者意识清楚，可由他人配合采取背部叩击法。对于重度气道梗阻，若患者意识模糊，应及时拨打急救电话，在等待救护车到来期间，除孕妇等特殊人群不可用力按压腹部外，其家属可通过快速冲击腹部的方法，使患者体内异物排出。公众自救互救显得尤为重要，作为医学生应熟练掌握专业知识与技能，利用志愿服务对社会居民普及气道异物梗阻的急救常识进行普及，提高居民的急救意识和技能。通过此内容，培养学生专业素养，提升人文素养。

2. 急诊分诊与护理评估

急诊科（室）或急诊医学中心是医院中重症病人最集中、病种最多、抢救和管理任务最重的科室，是所有急诊病人入院治疗的必经之路。21 世纪现代急诊科已发展为集急诊、急救与重症监护三位一体的大型的急救医疗技术中心和急诊医学科学研究中心，可以对急、危、重病人实行一站式无中转急救医疗服务，被誉为现代医学的标志和人类生命健康的守护神。急诊护士要具备较高思想素质、应急能力、敏捷的思维和健康的体魄，同时还要有过硬的操作技能，全面的理论知识及与患者之间沟通的能力。与医生进行团队合作，保障急诊科的日常工作有条不紊地运转，使学生体会急诊科的迅速发展，感受急诊科科技进步，培养学生的家国情怀与专业素养。

3. 中暑病人的救治与护理

急诊分诊预检分诊处是接待病人的第一个窗口，急诊护士需要通过了解病人的症状，通过病人生命体征、意识的判断，来综合评估患者是急是重，要从众多急诊患者中找出最需要第一时间救治的病人，用最快的时间来保证患者的生命安全。护士一定要具备慎独的精神，用严谨的态度去对待每一位病人。以专业标准严格要求自己，吃苦耐劳，一丝不苟，提高分诊质量，达到尽快解决病人痛苦的目的。通过此内容，引导学生独立思考，培养学生劳动精神和工匠精神。

4. 有机磷中毒病人的救治与护理

中暑是在高温、高湿等因素的作用下发生体温调节障碍、水电解质平衡失调、心血管和中枢神经系统功能紊乱等为主要临床表现的一组疾病。特点是起病急，病情危重，需及时救治与护理。作为医学生，利用课余时间，制作急救知识宣传公众号、抖音急救小视频、绘制宣传报、志愿服务等途径为社会民众普及一些基本的急救医疗知识，提高大家的急救意识，使学生深刻意识到专业知识的重要性，培养学生运用专业知识归纳分析、综合应用的能力，提升学生双创素质。

5. 一氧化碳中毒病人的救治与护理

有机磷中毒是急诊常见的中毒之一，其发病急骤，病情凶险，容易引发肺水肿，脑水肿等严重情况，可以危及生命。有机磷中毒病人的抢救，必须分秒必争。对于有机磷中毒病人，护士要求具备较高的业务素质及娴熟的操作，接诊迅速，诊断快速，医护配合默契，抢救有条不紊，忙而不乱，积极有效地进行各项工作，提高抢救成功率。通过此内容，引导学生坚守工作岗位，树立“急病人所急，急病人所需”的思想意识，提升临床思维观念，培养学生坚强意志和协作精神。

6. 常见急救仪器的使用

一氧化碳中毒是含碳物质燃烧不完全时的产物经呼吸道吸入引起中毒。对全身的组织细胞均有毒性作用，尤其对大脑皮质的影响最为严重。一氧化碳中毒抢救的重点是纠正脑缺氧。发生中毒时，需要迅速将病人移离现场，根据中毒程度采取合适的给氧方法（如高压氧治疗），积极防治并发症及预防迟发性脑病。医用氧舱目前在我国应用广泛，我国临床高压氧医学正处于蓬勃发展时期。氧舱全电脑操作，舱内升、降压平稳；监控系统，可全程监测舱内患者情况，护士应掌握高压氧使用注意事项，及时与患者沟通交流，为病人提供人性化服务，使其在轻松、愉快的心情下完成高压氧治疗，尽心竭力，“氧护”病人的生命健康。通过此内容，引导学生工作时认真追求精益求精，有创造性的为患者提供人性化护理服务，培养学生爱岗敬业精神，激发学生创造精神。

急救医疗设备主要包括除颤监护仪、简易呼吸器、输液泵（注射泵）、自动洗胃机等。在临床开展抢救的过程当中常常需要使用多种急救仪器来对患者进行治疗和护理，急救仪器的管理是否得当，急救机器是否能及时配合临床完成急救治疗工作，就成为了抢救患者的关键所在。一旦急救仪器的管理出现漏洞，在急救的过程当中就会对急救效果产生不可预估、不可控的影响，影响抢救质量，危及患者生命安全。所有护理人员需要熟练掌握急救常用设备的使用和常见操作，能机智果断地应对各种突发状况。通过此内容，激发学生创新思维，丰富专业素养，培养学生专业技能，提升学生双创素质。

（四）模块四：危重症救护

1. ICU 概述

ICU 是专门收治危重病症并给予精心监测和精确治疗的科室，具有病人病情危重、复杂多变，各类管道及护理评分项目多等护理特点。在精细服务时代，ICU 护士积极拓宽视野及思路，对护理工具的应用和护理工作的不断改进创新，运用先进的护理理念、模式和专业的护理技能、知识，为病人提供安全、有温度的专业护理服务。通过此内容，激发学生发散思维，培养学生运用专业知识独立解决护理问题的能力，培养学生双创素质。

2. ICU 常用监护技术

在 ICU 的病人需要 24 小时的连续护理，护士是病人生命的守护者。各项生命体征监控、定时检查、服药、打针等，这些项目繁杂琐碎，监护项目的正确实施与病人的病情密切相关。重症监护过程是一个团队协作的过程，更是医护集体智慧的结晶。ICU 护士必须具备良好的团队精神，且拥有一定的心理学知识，擅长人际交流和沟通，以保证各环节的衔接及开展。同时，每个医护人员要切身体会 ICU 病人的无助与绝望，重视病人的诉求与心理健康，主动维护病人的人格尊严，强化人文关怀，引导学生发散思维，激发慎独精神与乐于奉献的精神，培养学生的诚信品质和敬业精神。

四、课程“五育融合”双创教育教学实施路径

“急救护理学”课程“五育融合”双创教育教学实施路径见表 9－1。

表 9－1 “急救护理学”课程“五育融合”双创教育教学实施路径

课程模块	课程内容	双创要素	教学素材	教学实施建议	考核评价	备注
模块一：总论	急救医疗服务体系 EMSS	1.2 社会责任 2.3 专业素养	材料：某医院急诊转运宣传片	课前观看“某医院急诊转运宣传片”视频，课中采用小组讨论的方法，组织学生围绕医疗服务体系发展历程看中国急救发展展开讨论，讨论急救医疗服务体系的发展历程以及对医护人员要求，通过讨论，使学生感悟急救医疗服务体系的飞速发展，激发学生奋勇争先、追求进步的认知，培养学生的社会责任；增强学生的文化自信和民族自豪感，引导学生积极地投身到急救护理行业中，为急救医学发展做贡献，培养学生生命至上理念，提升专业素养	小组讨论（1）： 小组讨论中国医疗服务体系的发展历程以及对医护人员要求，随机抽取学生分享小组讨论结果。根据小组讨论评价表（见表 9－3）进行评分。考核学生社会责任感和专业素养	
模块二：院外救护	院外急救检伤分类	2.3 专业素养 3.3 协作精神	案例：《交通创伤现场急救》宣传视频	通过观看“交通创伤现场急救宣传”视频，采用小组讨论法，组织学生以小组为单位讨论如何利用黄金救援时间进行救援、现场应如何进行检伤分类才能使现场受伤的人员得到最大程度的救治；作为院前工作小组，如何配合其他人员进行现场急救护理。围绕院外急救检伤分类流程，引导学生认真思考对“时间就是生命”理解，培养学生协作精神，增强对专业知识的掌握，提升专业素养，让学生深刻领会专业素养的重要性	小组讨论（2）： 小组讨论院外急救检伤分类要点，如何利用黄金救援时间进行救援，并进行讨论每人撰写报告，根据小组讨论评价表（见表 9－4）进行评分。考核学生专业素养、协作精神	

续表

课程模块	课程内容	双创要素	教学素材	教学实施建议	考核评价	备注
模块二：院外救护	心搏骤停	1.2 社会责任 1.4 敬业精神	材料：护士跪担架复苏重危患者视频	通过观看“护士跪担架复苏重危患者”视频，采用小组讨论法，组织学生以小组为单位讨论分析心搏骤停的救护要点，使学生深刻体会到对于心搏骤停患者，必须分秒必争地进行现场急救，理解作为医学生的使命感，使学生深刻体会到作为医学生应有的救死扶伤的社会责任感，培养学生恪尽职守的敬业精神	小组讨论（3）： 围绕案例开展小组讨论，分析心搏骤停的救护要点，组长汇报，根据小组讨论（汇报）进行评分，根据小组讨论评价表（见表 9－3）进行评分。重点考查学生社会责任、敬业精神	
	人工呼吸	2.2 专业技能 4.2 人文素养	案例：护士路边人工呼吸救老人	课中通过观看视频，引导学生思考人工呼吸作为心肺复苏抢救的关键一环的重要性，培养学生专业技能；课后结合本次课内容，针对如果遇到紧急意外情况时，应如何及时准确施救，挽救生命，为病人提供安全、有温度的专业护理服务，并撰写报告式作业，培养提升学生人文素养	课后作业（1）： 请结合人工呼吸，针对如果遇到紧急意外情况时，应如何及时准确施救，挽救生命，为病人提供安全、有温度的专业护理服务，撰写不少于300字的报告式作业，题目自拟，根据课后作业评分表（见表 9－7）进行评分。重点考查学生专业技能、人文素养	

续表

课程模块	课程内容	双创要素	教学素材	教学实施建议	考核评价	备注
模块二：院外救护	搬运法	2.2 专业技能 2.3 专业素养	案例：多处复合损伤（头颈腿）的搬运视频	通过观看视频，采用小组讨论法，组织学生就讨论何正确搬运，教师针对学生讨论的结果进行总结并演示正确的搬运动作，培养学生的专业技能；强调搬运过程中“准确评估、正确决策、及时施救”的重要性，提升学生专业素养	作品设计（1）： 围绕院外急救技术搬运法，以小组为单位拍摄视频，根据作品设计评分表（见表9－8）进行评分。重点考查学生专业技能、专业素养	
	气道异物梗阻处理	2.3 专业素养 4.2 人文素养	问题：你知道海姆利克急救法吗？	课前下达任务：你知道海姆利克急救法吗？要求学生查阅海姆利克急救法的资料；课中采用小组讨论的方法，组织学生讨论学气道异物梗阻急救方法的要点以及对自身的要求。通过讨论，引导学生在社会实践中把急救技能普及大众，为人民健康保驾护航，培养专业素养，提升学生人文素养	小组讨论（4）： 围绕海姆利克急救法开展小组讨论，同时以海姆立克医生作为学习榜样，培养生命至上的人道主义精神和善于发现的创新意识，根据小组讨论评价表（见表9－3）进行评分。考查学生专业素养、人文素养	创新精神

续表

课程模块	课程内容	双创要素	教学素材	教学实施建议	考核评价	备注
模块三：急诊救护	急诊科概述	1.1 家国情怀 2.3 专业素养	案例：《急诊科医生》分诊视频片段	课前组织学生观看“为你生命护航（急诊）”视频，使学生更直观地了解急诊科的日常工作状况，体会急诊科的迅速发展。结合案例，采用小组讨论法，组织学生讨论急诊护理团队如何协作，使工作有条不紊地运转，教师总结归纳，讲授急诊科管理等难点，培养学生的专业素养。使学生感受到国力增强、科技进步，培养学生家国情怀	小组讨论（5）： 小组讨论急诊科是如何做到有条不紊地运转，体会急诊科的迅速发展，急诊护理团队如何协作，并进行讨论，每人撰写报告，根据小组讨论评价表（见表9－4）进行评分。培养学生的家国情怀、专业素养	
	急诊分诊与护理评估	5.3 工匠精神	问题：急诊科病人来院就诊如何安排就诊顺序？ 案例：“为你生命护航（急诊）”视频	课前布置任务，学生查阅急诊分诊相关资料，了解急诊分诊的作用，思考如何安排就诊顺序，课中学生以小组为单位演示急诊分诊的过程，引导学生独立思考如何合理利用有限急救资源更好进行急救，用严谨的态度去对待每一位病人培养学生一丝不苟的工匠精神。通过观看“急诊科医生分诊”视频，采用小组讨论方法，组织学生讨论：分诊是遵循什么原则？分诊对护士有何要求？分诊的流程；教师总结归纳，以专业标准严格要求，吃苦耐劳，一丝不苟，提高分诊质量，培养学生吃苦耐劳的劳动精神	情景模拟（1）： 以小组（3～4人）演示急诊分诊的过程，引导学生独立思考，根据情景模拟评分表（见表9－6）进行评分。重点考核学生劳动精神、工匠精神	

续表

课程模块	课程内容	双创要素	教学素材	教学实施建议	考核评价	备注
模块三：急诊救护	中暑病人的救治与护理	2.1 专业知识 2.4 双创素质	视频：高温中暑预防宣传片	通过观看视频，采用小组讨论方法，组织学生讨论分析归纳中暑发生的原因、中暑类型、临床表现和救护过程，并展示学习成果，教师总结归纳，使学生深刻意识到专业知识的重要性，培养学生运用专业知识归纳分析、综合应用的能力，结合南丁格尔志愿服务开展社区救护技能知识培训项目，提升学生双创素质	作品设计（2）： 通过小组协作，绘制中暑健康教育相关公益宣传报，根据作品设计评分表（见表9－8）进行评分。考查学生总结归纳、分析问题的能力，提升救护知识普及宣传的社会责任感，塑造富有中国心、饱含中国情的使命感，考核学生专业知识、双创素质	
	有机磷中毒病人的救治与护理	3.1 坚强意志 3.3 协作精神	案例：有机磷中毒病人成功脱险	使用案例分析教学法，以小组为单位采用情景模拟方式来演示有机磷中毒病人的救护过程。包括病例介绍、演示病人临床表现，找出护理诊断、实施救护、密切观察病情、进行健康教育等环节。引导学生树立“急病人所急，急病人所需”的情感意识，提升临床思维观念，培养学生坚强意志和协作精神	情景模拟（2）： 通过小组情景模拟有机磷农药中毒抢救过程，根据情景模拟评分表（见表9－6）进行评分。考核学生坚强意志、协作精神	

续表

课程模块	课程内容	双创要素	教学素材	教学实施建议	考核评价	备注
模块三：急诊救护	一氧化碳中毒病人的救治与护理	1.4 敬业精神 5.4 创造精神	材料：一氧化碳中毒高压氧疗健康宣教视频	通过观看“一氧化碳中毒高压氧疗健康宣教视频”视频，采用小组讨论方法，组织学生小组讨论，分析高压氧疗的操作要点及健康教育要点。通过讨论，引导学生立足工作岗位，认真学习新技术，体会到工作时认真追求精益求精，有创造性地为患者提供人性化护理服务，培养学生爱岗敬业精神，激发学生创造精神	课后作业（2）： 请结合一氧化碳中毒高压氧治疗的发展进程，撰写不少于300字的报告式作业，谈谈现代高压氧疗法的新思维核对护理人员的要求，题目自拟，根据课后作业评分表（见表9－7）进行评分。重点考查学生的敬业精神、创造精神	
	常见急救仪器的使用	2.2 专业技能 2.4 双创素质	视频：简易呼吸器、球囊面罩电除颤、心肺复苏配合抢救的视频	课前学生以小组为单位查阅资料，使学生体会先进急救技术和抢救仪器在真实救护过程中的应用。课中通过观看视频片段，采用翻转课堂方法，以小组为单位梳理电除颤、球囊面罩给氧、输液泵、注射泵操作流程，使用情景模拟方式实训，引导学生认识急救仪器技能操作的重要性，强化实践教学，提升学生专业技能；指导学生进行开放实验项目、大学生创新（创业）申报，提升学生双创素质	课后作业（3）： 课后结合所学电除颤、球囊面罩给氧、输液泵、注射泵操作流程，拍摄技能操作视频，根据课后作业评分表（见表9－7）进行评分。培养学生专业技能，激发学生创新精神，考查学生双创素质	创新精神

续表

课程模块	课程内容	双创要素	教学素材	教学实施建议	考核评价	备注
模块四：危重症救护	ICU 概述	2.1 专业知识	材料：ICU 护理指引卡	引入材料，采用讲授法，讲授 ICU 管理时使学生了解某医院重症医学科护理团队锐意创新，设计 ICU 护理指引卡，确保病人安全，激发学生的想象力，培养学生运用专业知识独立解决护理问题的能力	课后作业（4）： 结合本次课内容，课后撰写不少于 300 字的报告式作业，讲一讲对 ICU 的认识，规划一下自己如何成长为一名优秀的 ICU 护士，根据课后作业评分表（见表 9－7）进行评分。培养学生家国情怀、专业知识，考查学生双创素质	创新精神
	ICU 常用监护技术	1.3 诚信品质 1.4 敬业精神	问题：如何理解 ICU 最好的监护仪是护士？	课前布置任务学生预习 ICU 监护技术，课中采用小组讨论方法，组织学生围绕如何理解 ICU 最好的监护仪是护士这一问题，以小组为单位开展课堂讨论，通过讨论，引导学生发散思维，意识到慎独精神、心理学相关知识、人际交流和沟通的重要性，以保证护理各环节的衔接，激发学生慎独精神与病人至上的服务精神，培养学生的诚信品质和敬业精神	小组讨论（6）： 围绕如何理解 ICU 最好的监护仪是护士展开讨论，小组讨论，以小组为单位撰写报告，根据小组讨论评价表（见表 9－5）进行评分。重点考核学生诚信品质、敬业精神	

五、考核评价

根据“急救护理学”课程“五育融合”双创教育教学实施路径中考核评价栏目规定的考核方式，过程性评价与终结性评价相结合，采用多元化考核评价方式，注重学生创新精神、创业意识和创新创业能力评价。

（一）评价形式

评价形式如表9－2所示。

表9－2　　评价形式表

评价形式	小组讨论	课堂测验	课后作业	作品设计
数量	6	2	4	2
占比（%）	40	15	30	15

（二）评价标准

小组讨论，方式一：小组讨论，组长汇报。组内学生自评占20%，学生互评占30%；全体学生评价组长汇报情况占20%；教师评价组长汇报情况占30%。组长汇报成绩作为小组成员成绩（见表9－3）。适用于小组讨论（1）（3）（4）。

表9－3　　小组讨论评价表（1）

项目	主题突出	时间控制	仪表仪容	应变能力	回答问题	备注
权重	0.3	0.1	0.1	0.2	0.3	

小组讨论，方式二：小组讨论，个人撰写讨论报告。组内学生自评占30%，学生互评占40%，教师评价学生撰写报告情况占30%（见表9－4）。适用于小组讨论（2）（5）。

表 9－4　　小组讨论评价表（2）

项目	逻辑分析	沟通能力	人际合作	举止与仪表	组织协调	备注
权重	0.3	0.3	0.1	0.1	0.2	

小组讨论，方式三：小组讨论，小组撰写讨论报告。组内学生自评占30%，学生互评占40%，教师评价小组报告撰写情况占30%。小组报告成绩作为小组成员成绩（见表9－5）。适用于小组讨论（6）。

表 9－5　　小组讨论评价表（3）

项目	主题突出	时间控制	仪表仪容	应变能力	回答问题	备注
权重	0.3	0.1	0.1	0.2	0.3	

情景模拟。本课程过程性评价中，情景共2个，每次情景模拟满分100分，评分方式为：组内学生评价占30%；全体学生评价占30%；教师评价占40%。情景模拟评分要点见作品设计评分表。适用于所有情景模拟（见表9－6）。

表 9－6　　情景模拟评分表

项目	情景模拟设计合理	符合要求	新技术应用	情景模拟完整	备注
权重	0.4	0.3	0.2	0.1	

课后作业。本课程过程性评价中，课后作业共4个，根据考核内容分为报告式作业，主要考查学生是否能够根据要求查阅资料、内容和材料是否翔实、是否能够将相关专业知识及理论联系，适用于课后作业（1）（2）（4）；拍摄技能操作视频式作业主要考查学生是否能综合分析问题，条理是否清晰，解决问题的方法是否有创新性，适用于课后作业（3）。课后作业根据学生完成情况由任课教师综合评定，采用五级制方式赋分（见表9－7）。

表 9－7　　　　课后作业评分表

项目	作业完成	知识掌握	知识运用	价值领悟	备注
权重	0.4	0.2	0.2	0.2	

作品设计。本课程过程性评价中，作品设计共 2 个，每件作品满分 100 分。评分方式为：组内学生评价占 30%；全体学生评价占 30%；教师评价占 40%。作品设计评分要点见作品设计评分表。适用于所有作品设计（见表 9－8）。

表 9－8　　　　作品设计评分表

项目	设计理念新颖	设计方案合理	符合设计要求	新技术应用	设计作品完整	备注
权重	0.1	0.3	0.3	0.2	0.1	

终结性评价标准。围绕“五育融合”课程创新创业教育目标，组织终结性评价包含期中考试和期末考试两类，采取百分制计分，期中考试占比 15%，期末考试占比 25%，采取纸笔作答。试题形式和内容突出基础性、综合性、应用性和创新性，通过设计开放型、探究型试题以及非标准答案的试题，在考查专业知识的基础上，引导学生多角度认识问题，鼓励学生主动思考、发散思维，考查和培养学生的探究意识和独立思考、创新能力。

（三）评价结果计算

根据《“五育融合”大学生创新创业指数综合测评办法》，计算“五育融合”课程创新创业基础指标达成度和学生创新创业基础指标达成度。

（四）评价结果使用

教师针对达成度低的分项指标进行全面分析，从教学目标设计、教学方法使用、教学环境创设、教学活动组织、学生学情等方面撰写教学反思，优

化教学设计，持续改进教学，提高课程教学质量。

围绕学生个体达成度低的分项指标进行系统分析，从学生学习态度、学习习惯、学习方式等方面分析存在原因，对学生进行个性化辅导，引导学生增强创新精神，树立创业意识，提高创新创业能力。

第十章

“护理管理学”课程“五育融合”创新创业教育教学设计

一、课程基本情况

“护理管理学”是护理学的一门专业核心课程，是研究护理管理活动普遍规律、基本原理与方法的一门科学，是管理科学在护理管理工作中的具体应用。共32学时，2学分，其中理论部分28学时，实训部分4学时。

通过本课程的学习，学生能够掌握与护理学相关的管理学基本理论、基本知识、基本方法；熟悉护理管理职能相关要求；能够运用管理理论、知识、方法，探究解决临床护理管理问题，不断增强护理管理能力；能正确认知国情、医情，传承南丁格尔精神，增强“大爱无疆、尚德精术”的责任感和使命感，养成科学严谨的护理管理方法和护理管理作风，树立高尚的职业道德、协作意识，达到优秀的护理管理能力。

二、课程“五育融合”双创教育教学目标

本课程围绕护理学专业人才培养目标，结合教学内容，落实“五育融合”要求，在创新创业教育方面达到以下教学目标：

（1）结合护理管理理论中管理原理相应原则应用、护理管理职能中时间管理、认识卫生组织以及护理管理实务中护理质量评价、相关法律法规等教学内容，挖掘家国情怀、社会责任、诚信品质、敬业精神等双创要素，培

育学生为国为民，创新创业的使命担当。

（2）结合护理管理理论中行为科学管理理论、护理管理职能中目标管理、组织变革、护理人力资源管理，护理管理实务中PDCA循环、护理质量评价、现代护理信息管理等教学内容，挖掘专业知识、专业素养、双创素质等双创元素，强化专业知识，提升专业技能，提高学生自主创新、独立解决问题的能力。

（3）结合护理管理理论中行为科学管理理论，护理管理职能中时间管理、认识卫生组织、护士职业生涯管理、有效激励等教学内容，挖掘坚强意志、拼搏精神、协作精神、竞争意识等双创要素，树立规则意识，塑造顽强拼搏、团结协作、敢为人先的意志和精神。

（4）结合护理管理理论中现代管理理论、护理管理职能中处理冲突等教学内容，挖掘人文素养、艺术素养等双创要素，培养学生秉持以人为本的理念，感受人文情怀和人文理念，发现沟通中语言艺术美，激发学生文化创新创造艺术。

（5）结合护理管理理论中管理原理相应原则、护理管理职能中有效激励、护士职业生涯管理等教学内容，挖掘劳模精神、创造精神等双创要素，引导学生从榜样的具体事迹中领悟他们的高尚精神和优良品质，在创新创业实践中树立和发扬劳模精神，培养创造精神。

三、课程知识与“五育”中的双创要素

（一）模块一：护理管理理论

1. 现代管理理论

第二次世界大战以后，随着西方社会的战后复兴和生产力的迅速发展，管理研究、教育和实践空前繁荣。专职的管理学教授和研究人员占据了管理学研究和教育的主流，管理学理论学派林立、百家争鸣。美国管理学家哈罗德·孔茨对各种管理论根据其主要观点及其对管理内容和性质的解释进行归类，形成了“管理理论的丛林”的说法，组织学生体会其侧重于科学化趋势的管理理论与侧重于人性化趋势的管理理论的异同，感受管理过程中的科学

与人文精神。现代管理理论阶段最大的特点是学派林立，新的管理理论、思想、方法不断涌出，引导学生体会新时代、新发展中护理管理理论的差异性，开阔视野，提高学生人文素养和人文情怀，为创新创造提供人文素养积淀。

2. 行为科学管理理论

行为科学管理理论重点研究人的行为及其产生的原因，该理论包含了人际关系学说和之后产生的各种有关人的行为研究方面的理论和学说。其中人际关系理论的提出，给西方企业管理界带来了巨大的变化。受这种管理思想的影响，人们开始改善管理者对下级的监督方式，用上下级之间、管理者与工人之间协调的工作关系代替以往令工人感到压迫的密切监督方式，以期提高生产效率；建立上下级之间、直线与职能部门之间、管理者与工人之间的沟通机制，促进相互了解和协作，培养学生团队协作意识，激发学生在护理管理工作中运用行为科学管理理论知识，依靠团队力量开展协同创新的意识，提升专业素养。

3. 管理原理相应原则应用

管理原理是对客观事物的实质及其运动规律的基本表述，学习和掌握基本原理对管理工作有普遍的指导意义。现代管理原来是一个涉及多领域、多层次的重大理论问题，真正做好管理工作需要掌握与基本原理相应的管理原则。管理原则是反映客观事物的实质和运动规律，而要求人们共同遵守的行动规范，因而对管理实践具有更具体的指导作用。管理原理最基本的四条包括系统原理（含整分合原则、相对封闭原则）、人本原理（含能级原则、动力原则、行为原则）、动态原理（含反馈原则、弹性原则）、效益原理（含价值原则）。其中价值原则是当今卫生事业管理中的一项重要原则。其中价值原则是当今卫生事业管理中的一项重要原则。卫生事业，包括医院护理工作在内，应当以救死扶伤、治病救人，促进人民健康水平的提高为目标，体现了卫生事业的社会价值。结合南丁格尔奖章获得者王文珍事迹，弘扬劳模精神，培养学生敬业精神和时代追求，立志投身健康中国的伟大事业中。

（二）模块二：护理管理职能

1. 计划制订

计划是管理的首要职能，是管理职能中一个最基本的职能。计划是任何一个组织成功的核心，它存在于组织各个层次的管理活动中。计划职能包括组织目标的选择和确定，实现组织目标途径的确定，编制计划，实施计划等。无论是组织还是个人，无论是工作还是生活，都会经常遇到“计划”问题。国家政府为了确保未来的经济发展，要制定五年计划。结合毛泽东同志提出的“三年准备、十年计划经济建设”党中央实施的第一个五年计划到今天，我们国家的繁荣昌盛，彰显党和国家领导治国有方，引导学生适应国家当前创新驱动发展战略，做好计划，学好学业，立志报效祖国，提升家国情怀。

2. 目标管理

目标管理是指在组织成员的积极参与下，自上而下地确定工作目标，并在工作中实行自我控制保证组织目标实现的一种管理办法。科学的设置目标能激发人的动机，调动积极性。引导学生科学的设置目标，树立远大的理想，通过不懈的努力学习，获得丰硕的学习成果，实现人生价值。通过制定计划及目标，提高学生对目标管理的专业认知，提升专业素养。

3. 时间管理

时间管理是指在同样的时间消耗情况下，为提高时间的利用率和有效性而进行的一系列的活动。它包括对时间进行的计划和分配，以保证重要工作的顺利完成，并留出足够的余地处理那些突发或紧急事件。时间是一种珍贵的有价值的无形资源。时间对于每个人都是固定的、公平的、有限的。我们做任何事情都需要花费时间，但每个人的时间价值确实不同。时间的价值是以一个人（或社会群体）在一定时间内取得的成果及对社会的贡献与作用来衡量的。对社会的贡献越大，时间的价值也就越大。我国自第一个五年计划至今进行科学的时间管理，实现伟大成就，激发学生民族自豪感、自信心，引导学生进行科学的时间管理，树立为国家发展、中华民族伟大复兴而努力的理想信念。培养为实现目标坚定信心，坚韧不拔的顽强意志。

4. 认识卫生组织

组织是为实现目标，按照一定的任务、结构形式、规则和程序所编制起来的结构严密的人群集合体。医疗卫生组织以保护和增进人群健康为目标，涉及同人们的健康相关的一切组织，包括卫生行政组织、卫生服务组织、卫生第三方组织以及医疗保障组织体系。健全、合理的医疗卫生组织体系关系到人民群众的身体健康，是实现各项卫生工作的重要保证。我国卫生组织系统是以行政体制建立为基础，在不同行政地区设置不同层次规模的卫生组织。根据职能不同、分工不同进行组织管理，各尽其能，有条不紊地进行，促进组织整体的发展。引导学生认识国家卫生组织，让学生深刻体会国家正确的领导下医疗人员同舟共济、勇于奋斗的精神，培养坚定中国特色社会主义理想信念，激发爱国情感和协作意识。

5. 如何应对组织变革

组织变革是指组织采纳新的思想或新的行为准则，对组织原有的结构、流程、文化、模式等进行改进或创新。组织经过设计并实施后并不是一成不变的，必须随着内外部环境变化进行适应性改变，从而提高组织的绩效。组织内的变革需要催化剂。起催化剂作用并承担变革过程的管理负责人，常被称为变革推动者，作为护理管理者都有可能成为变革推动者，要成为推动或者积极参与变革者，积极采纳新思想及认同新准则，培养学生的创新意识，坚持解放思想，增强用专业知识解决问题的专业技能，提升专业素养。

6. 护理人力资源管理

人力资源管理是护理管理职能的核心任务之一，在护理管理活动中具有举足轻重的地位。护理管理的高效率首先表现在组织人力资源的科学化管理。充分调动人的工作积极性，使护士的个人潜能得到最大限度的发挥，不断降低人力成本，配合其他管理职能，提高护理工作效率、实现组织目标，是护理人力资源管理的核心。如何更好地调配人力资源、发挥最大效能是护理管理者的工作重点，教师在讲授过程中不断引导学生能够用人力资源管理中专业知识进行创新实践，解决实际护理中的复杂问题，实现管理创新，提升专业素养。

7. 护士职业生涯管理

护士职业生涯规划是为护士设计专业发展计划，是组织结合自身的发展和需要，对护士个人的专业发展予以指导和鼓励，并采取相应的保证措施，既能不断提升医院整体护理质量，又能满足护士个人职业发展愿望，进而促进组织发展目标与个人发展目标相互协调和相互适应，实现组织与护士共同成长和共同受益。教师进行知识讲解，学生领悟并能够根据所学知识制定自我护士职业生涯规划，旨在找准个人角色定位，发掘自我潜能，增强个人实力，提升应对竞争的能力；并鼓励学生积极参加大学生学业与职业生涯规划大赛，理论实践结合，勇于创新，更加科学地谋划个人职业生涯，培养创造精神。

8. 领导力的提升——有效激励

有效激励是利用外部因素激发人的内在需求或动机，从而加强、引导或维持某种行为的活动或过程。现代护理工作的特点使得护理工作的内容越来越广泛，工作程序也越来越复杂，以往简单的、机械的工作模式已无法适应新的护理工作。因此，为了满足护理工作和人民群众的需要，除了不断提高护理人员自身的素质外，还需要护理管理者采用各种方法，激发护理人员的工作积极性，才能不断提高护理服务的质量。人们常说，榜样的力量是无穷的。绝大多数护士都是力求上进而不甘落后的。借助甘主任化身“骑行女孩”的面对突发公共卫生事件奋力前行的壮举，向学生传递正能量，使学生从故事中感悟到无私无畏的奉献精神和劳模精神，具备管理者的基本素质要求，并在学习过程中逐步培养个人魅力和拼搏精神。

9. 处理冲突

冲突是由于双方的观点、需要、欲望、利益或要求的不相容而产生的结果。冲突不仅影响个人情绪，还会影响正常的组织活动与秩序。管理者面对冲突，既不能回避，也不能贸然行事，而要想方设法协调、控制、解决冲突。解决冲突除了用行政的、经济的、法律的方法外，从管理心理学角度讲，还应遵循“具体问题具体分析”的原则，有的放矢，根据冲突的发生原因，采用不同方法去解决。作为护理管理人员，在工作中要与上下左右的人打交道，由于沟通、组织结构、个性等因素，冲突时有发生。管理者要正确认识冲突的性质，积极引导建设性冲突，保持组织的生命力；及时处理非建设性冲突，避免这类冲突给组织带来的不利影响，才能保证管理的有效性。组织学生学习艺术性处理冲突策略，同时作为护理管理者秉持以人文本的理念，艺术性处理冲突，增强沟通艺术素养。教育学生目中有人、口中有德、心中有爱、行中有善，提升人文素养。

（三）模块三：护理管理实务

1. PDCA 循环

要切实抓好质量管理，除了要有正确的指导思想，还应依靠科学的质量管理方法。质量管理方法很多，PDCA 循环被认为是质量管理的工作程序，PDCA 循环的概念是美国质量管理专家戴明博士于 20 世纪 50 年代初提出的，所以又称为“戴明环”。它是在全面质量管理理论指导下产生的一种科学质量管理的基本方法和工作程序，由计划（plan）、执行（do）、检查（check）、处理（action）四个阶段组成。这四个阶段循环往复，只有起点，没有终点。一个循环完了，解决一部分问题，尚未解决的或者新出现的问题进入下个循环，不停顿地周而复始地不断循环上升，达到提高质量的目的。通过鼓励学生对临床具体工作问题用 PDCA 循环的管理方法进行质量改进，引导学生在解决临床管理问题时要有精益求精的态度，不断增强科学思维，提升科学素养。加强专业知识的学习，并运用到解决具体问题中，不断提升专业素养。

2. 护理质量评价

护理质量评价是一种有计划、有目的、有组织的质量检查活动，是护理质量管理的核心内容。通过评价护理工作及服务满足护理服务对象需求的优劣程度，分析影响护理质量的因素，探讨可行的整改措施，达到护理质量持续改进的目标。护理质量评价的目的是根据提供服务的数量、质量、效益来评价患者对护理需求的满足程度、未满足的原因及其影响因素，对照护理标准找出差距，改进质量。评价前应明确各项护理活动的标准，培训评价人员。评价过程中，应遵循公平的原则，对照标准做出准确的评价，并重视反馈和效果评价。引导学生具备科学思维能力，树立严谨认真、一丝不苟的工作态度。严格职业操守，培养学生求真务实的职业作风及良好的诚信品质。

3. 现代护理信息管理建设

护理信息管理是为了有效地开发和利用信息资源，以现代信息技术为手段，对医疗及护理信息资源的利用进行计划、组织、领导、控制和管理的过程。现代护理信息管理建设是目前护理管理的一项重要内容，需要采取多种举措，全面推动护理信息管理建设的进程。从目前国内建设现状来看，需要从全面培养具有信息技术管理知识及护理专业的复合型人才，逐渐完善信息管理水平，强化护理管理观念以及信息意识，完善和更新更加高效科学的护理管理系统等几个方面着手，通过不断地探索和研究，使得现代护理信息管理建设平稳、健康发展，全面提升护理管理水平。引导学生了解行业前沿动态，让学生深刻意识到科技的重要性，通过专业知识的学习，丰富专业素养；鼓励学生积极探索和研究现代护理信息管理技术，充分利用本校大学生创新创业孵化基地资源，进行护理信息管理系统等项目的孵化，培养学生科研思维，增强创新意识，在创新创业活动中不断提升双创素质。

4. 了解护理管理相关法律法规

护理立法已被列为我国法制建设的重要内容，从法学方面对护理管理工作提出了要求。依法办事是每个公民的责任和义务。护理职业活动与人的健康和生命直接相关，认真贯彻执行与护理有关的法律法规，是护理人员从业的首要条件，按照规律法规进行护理服务的规范管理，是护理管理者必须遵守的基本原则。引导培养学生树立依法行护的法律观念，遵从医疗护理相关法规，自觉将专业行为纳入法律和伦理允许的范围内，具有运用相关法规保护护理对象和自身权益的意识，培养学生生命至上理念，树立高度的社会责任感。

5. 护理管理中法律问题的处理

护理管理工作中的法律问题主要有依法执业问题、护理安全问题以及护理不良事件。每个合格的护理人员不仅应该熟知国家法律条文，而且更应明白护理工作中与法律有关的潜在性问题，认真学习法律知识，以便自觉地遵纪守法，善于运用法律手段解决临床护理实际问题，保护自己的合法权益，维护法律的尊严。引导加强学生法律意识，做到依法执业，不弄虚作假，让学生意识到诚信品质在护理行业中的重要性。

四、课程“五育融合”双创教育教学实施路径

“护理管理学”课程“五育融合”双创教育教学实施路径见表 10－1。

表 10－1　“护理管理学”课程“五育融合”双创教育教学实施路径

课程模块	课程内容	双创要素	教学素材	教学实施建议	考核评价	备注
模块一：护理管理理论	现代管理理论	4.2 人文素养	材料：哈德罗·孔茨《管理理论的丛林》	采用读书指导法，指导学生课外阅读哈罗德·孔茨的《管理理论的丛林》，体会侧重于科学化趋势的管理理论与侧重于人性化趋势的管理理论的异同，感受护理管理过程中的科学与人文精神，结合现代管理理论相关知识，组织学生课后撰写读后感，引导学生体会新时代、新发展中护理管理理论的差异性，开阔视野，提高学生人文素养	课后作业（1）： 通过课外阅读哈罗德·孔茨的《管理理论的丛林》结合现代管理理论呈现精神为题撰写读后感等论文式作业，根据学生完成情况由任课教师参照课后作业评分表（见表 10－7）综合评定，重点考查学生科学与人文精神，体会新时代、新发展中护理管理理论的差异性，提升人文素养	
	行为科学管理理论	2.3 专业素养 3.3 协作精神	案例：小王接任新的管理岗位后，发现面临多种问题，陷入困境	采用问题驱动、小组讨论的方法，组织学生分析案例，并针对提出问题“小王遇到的问题，在提出解决方案时需要运用那些管理理论?”进行小组讨论，组长汇报讨论结果，教师结合行为科学管理理论中人际关系学说等肯定学生小组协作的行为，并鼓励学生用管理理论解决实际问题。通过分析案例增强学生对专业知识的深刻理解和掌握，提高学生团队协作能力以及分析问题解决问题的能力，提升专业素养	小组讨论（1）： 围绕案例展开小组讨论，组长汇报，根据小组讨论评分表（1）（见表 10－3）进行评分，重点考查学生团队协作能力以及对专业知识的理解和掌握，提升专业素养	

续表

课程模块	课程内容	双创要素	教学素材	教学实施建议	考核评价	备注
模块一：护理管理理论	管理原理相应原则应用	1.4 敬业精神 5.2 劳模精神	案例：南丁格尔奖章获得者王文珍事迹	以南丁格尔奖章获得者王文珍事迹为案例导入，教师讲授管理原理中效益原理相应的价值原则知识，提出卫生事业的社会价值，结合王文珍事迹，引导学生向其学习敢为人先、攻坚克难的职业精神、对工作极端负责的职业态度以及甘于奉献的高尚品质，立志投身健康中国的伟大事业中，实现价值所在，培养学生的敬业精神以及劳模精神	课堂测验（1）： 结合课程内容，通过“学习通”平台进行课堂测验，根据课堂测验评分表（见表10－6）进行评分，专业知识测试题重点考查学生对管理原理相应原则的认知程度；开放型测试题重点考查学生能否树立正确的敬业精神以及劳模精神	
模块二：护理管理职能	计划制订	1.1 家国情怀	案例：毛泽东同志提出的第一个五年计划	通过讲述毛泽东同志提出的“三年准备、十年计划经济建设”党中央实施的第一个五年计划为案例，教师组织学生学习计划制订的相关知识，指出计划制订的重要性，以党中央实施的第一个五年计划到今天我们国家的繁荣昌盛，彰显党和国家领导的治国有方，引导学生适应国家当前发展战略，做好计划，学好学业，立志报效祖国，提升家国情怀	课堂测验（2）： 结合计划制订相关知识，通过学习通平台进行课堂测验，根据课堂测验评分表（见表10－6）进行评分，专业知识测试题重点考查学生对计划制订的认知程度；开放型测试题重点考查学生对案例所蕴含的家国情怀的理解	双创能力

续表

课程模块	课程内容	双创要素	教学素材	教学实施建议	考核评价	备注
模块二：护理管理职能	目标管理	2.3 专业素养	问题：制订三年学习计划以及目标	教师对目标管理相关知识进行讲解，提出进行科学的设置目标能激发动机，调动积极性。通过布置课后任务，要求学生制订三年学习计划以及目标。引导学生根据所学目标管理知识进行科学的设置目标，鼓励学生树立远大的理想，并按照计划通过不断努力实现人生价值。通过此项任务，促进学生对目标管理知识的理解与应用，提升专业素养	课后作业（2）： 以“未来三年学习计划及目标”为题撰写报告式作业，根据课后作业评分表（见表10－7）进行评分，重点考查学生对目标管理知识的理解与应用，提升专业素养	
	时间管理	1.1 家国情怀 3.1 坚强意志	案例：视频“我国第一个五年计划至今的建设成就”	课堂播放视频，教师引导学生感受我国在各个五年计划期间的伟大成就，激发学生的民族自豪感、自信心，树立为国家发展、中华民族伟大复兴而努力的理想信念。结合时间管理知识，指出科学的时间管理能带来巨大的社会价值，引导学生要进行科学的时间管理，培养为实现目标坚定信心，坚韧不拔的顽强意志	课后作业（3）： 结合视频，以“五年计划期间实现伟大成就为哪般?”为题撰写论文式作业，根据课后作业评分表（见表10－7）进行评分，重点考查学生对视频中呈现时间管理的理解，以及对中华民族伟大复兴的中国梦信心，勇于改革创新，为实现目标坚定信心，坚韧不拔的顽强意志的体会	

续表

课程模块	课程内容	双创要素	教学素材	教学实施建议	考核评价	备注
模块二：护理管理职能	认识卫生组织	1.1 家国情怀 3.3 协作精神	案例：某地多县发生地震，国家各级各类医疗部门有条不紊迅速开展医疗救援事件	采用任务驱动小组讨论的方法，教师围绕素材提出问题“本次医疗救援是如何组织管理的？有哪些部门和环节起到了至关重要的作用？”组织学生进行讨论，组长进行汇报讨论结果，教师结合汇报内容，引导学生认识国家卫生组织，让学生深刻体会国家正确的领导下医疗人员同舟共济、勇于奋斗的精神，培养坚定中国特色社会主义理想信念，激发爱国情感和协作意识	小组讨论（2）： 围绕素材组织学生小组讨论，个人撰写讨论报告，根据小组讨论评分表（2）（见表10－4）进行评分。结合案例，重点考查学生家国情怀及协作意识	
	如何应对组织变革	2.3 专业素养	案例：新一轮“三级甲等医院评审”对现行护理管理体系提出新标准	采用案例分析、小组讨论的方法，组织学生分析新一轮“三级甲等医院评审”对现行护理管理体系提出新标准的案例，并针对教师提出问题“如何应对组织变革？”进行小组讨论，组长汇报，教师进行总结如何应对组织变革，鼓励学生作为未来的护理管理者、变革的推动者，要学好专业知识，积极采纳新思想；培养创新意识，增强用专业知识解决问题的专业技能，提升专业素养	小组讨论（3）： 围绕案例展开小组讨论，组长汇报讨论结果，根据小组讨论评分表（1）（见表10－3）进行评分，重点考查学生作为护理管理者应该如何应对组织变革的知识的把握深度以及运用，提升专业素养	

续表

课程模块	课程内容	双创要素	教学素材	教学实施建议	考核评价	备注
模块二：护理管理职能	护理人力资源管理	2.3 专业素养	案例：电视剧《在一起之方舱》片段“剧中某医疗队负责人灵活机动，协调各方资源，为病人提供最佳医疗护理服务	教师课堂播放视频片段，组织学生观看并思考面对突然公共卫生事件如何更好地调配人力资源，发挥最大效能是医护管理者的重点。激发学生学习专业知识的动力，培养学生能够用专业知识进行创新实践，解决实际护理中的复杂问题，实现管理创新，提升专业素养	课后作业（4）： 以电视剧中负责人灵活机动，协调各方资源为例撰写论文式作业，思考如何更好地调配人力资源，发挥最大效能。根据课后作业评分表（见表10－7）进行评分，重点考查学生对人力资源的认知，管理者进行发挥最大效能中所蕴含的专业素养	
	护士职业生涯管理	3.4 竞争意识 5.4 创造精神	问题：积极参加大学生学业与职业生涯规划大赛	教师课堂上对护士职业生涯管理相关知识进行讲解，组织学生课后撰写个人护士职业生涯规划，旨在找准个人角色定位，发掘自我潜能，增强个人实力，提升应对竞争的能力，增强竞争意识；并鼓励学生积极参加大学生学业与职业生涯规划大赛，引导学生运用所学相关理论知识与自身实践相结合，勇于创新，更加科学的谋划个人职业生涯，提高综合创新素质，培养创造精神	课后作业（5）： 以“个人职业生涯规划”为题撰写报告式作业，根据课后作业评分表（见表10－7）进行评分，重点考查学生对护士职业生涯管理的理解，以及其中蕴含的竞争意识与创造精神	

续表

课程模块	课程内容	双创要素	教学素材	教学实施建议	考核评价	备注
模块二：护理管理职能	领导力的提升——有效激励	3.2 拼搏精神 5.2 劳模精神	案例：甘主任化身“骑行女孩”，4天3夜跋涉300公里奔赴临床一线壮举	采用案例分析、小组讨论的方法，组织学生分析“骑行女孩”案例，并进行小组讨论”作为领导如何进行有效提升“。借助甘主任面对突发公共卫生事件奋力前行的壮举，以其榜样力量有效激励下属，激发工作积极性，向学生传递正能量，组织学生课后撰写个人讨论报告，使学生从故事中感悟到甘主任无私无畏的奉献精神和劳模精神，以及作为管理者的基本素质要求，激励学生在学习过程中逐步培养个人魅力和拼搏精神	小组讨论（4）： 围绕案例组织学生小组讨论，个人撰写讨论报告，根据小组讨论评分表（2）（见表10－4）进行评分。重点考查学生对提升领导力中有效激励的理解程度，对案例中所蕴含的拼搏精神及劳模精神的理解	
	处理冲突	4.2 人文素养 4.3 艺术素养	素材：护士与护士、护士与医生、护士与病人三类互动对象冲突的典型案例	采用案例分析、小组讨论的方法，教师在讲授管理过程中沟通的方式以及出现冲突时需采取的措施时，提供护士与护士、护士与医生、护士与病人三类互动对象冲突的典型案例，组织学生进行小组讨论后汇报，教师进行点评总结，引导学生作为护理管理者要学好沟通技巧与处理冲突措施，面对不同的冲突能有效处理，秉持人本理念，艺术性处理，提升学生人文素养和艺术素养	小组讨论（5）： 围绕案例，学生展开小组讨论，课后个人撰写讨论报告，根据小组讨论评分表（2）（见表10－4）进行评分。重点考查学生综合运用专业知识处理冲突，理论用于实践，艺术性处理冲突，提升人文素养和艺术素养	

续表

课程模块	课程内容	双创要素	教学素材	教学实施建议	考核评价	备注
模块三：护理管理实务	PDCA 循环	2.3 专业素养	问题：采用 PDCA 循环对需解决临床常见的护理管理问题进行质量改进	结合多媒体课件对 PDCA 循环相关知识进行讲解，针对 PDCA 循环的运用方式，抛出临床常遇到的需要解决的护理管理问题，鼓励学生采用 PDCA 循环对该问题进行科学的质量改进。引导学生在解决临床管理问题时要有精益求精的态度，不断增强科学思维，提升科学素养，加强专业知识的学习，并运用到解决具体问题中，不断提升专业素养	课堂测验（3）： 围绕临床常遇到需要解决的管理问题发布测验题，根据课堂测验评分表（见表 10－6）进行评分，专业知识测试题重点考查学生对 PDCA 循环具体知识点的掌握程度；开放型测试题重点考查学生对 PDCA 循环对需要解决的临床管理问题进行质量改进中蕴含的专业素养的理解	
	护理质量评价	1.3 诚信品质 2.3 专业素养	案例：某医院心内科病区护士长向护理部报告了多起口服药物相关的护理不良事件	采用小组讨论、任务驱动的方法，教师在学习通平台发布案例及学习任务，学生课前预习并进行小组讨论“如何采用护理质量管理方法，规范住院老年病人口服用药，提出住院老年人口服用药存在问题及解决方案”。小组撰写讨论报告上传学习通平台，并于课堂进行汇报，教师进行总结。通过案例分析，结合护理质量评价相关内容，提高学生的临床思维能力，严谨认真，求真务实，实现理论与实践的更好融合，提升专业素养及诚信品质	小组讨论（6）： 采用翻转课堂的形式，学生以小组为单位汇报学习成果，小组撰写讨论报告，根据小组讨论评分表（3）（见表 10－5）进行评分，重点考查学生对护理质量的评价的专业素养以及其中严格职业操守、诚信品质的体现	

续表

课程模块	课程内容	双创要素	教学素材	教学实施建议	考核评价	备注
模块三：护理管理实务	现代护理信息管理建设	2.3 专业素养 2.4 双创素质	案例：手机 App 挂号改变传统就医方式	采用案例分析、小组讨论的方法，结合“手机 App 挂号改变传统就医方式”的案例，教师对现代护理信息管理的内容与特点进行讲解，并举例目前临床中基于现代护理信息管理开展的相关研究，组织学生小组讨论，提高学生的科研思维，引导学生了解行业前沿动态，加强专业知识学习，提升专业素养；鼓励学生积极探索和研究现代护理信息管理技术，充分利用本校大学生创新创业孵化基地资源，进行护理信息管理系统等项目的孵化，培养学生科研思维，增强创新意识，在创新创业活动中不断提升双创素质	小组讨论（7）： 围绕案例及教师举例，组织学生小组讨论，课后个人撰写讨论报告，根据小组讨论评分表（2）（见表 10－4）进行评分，重点考查学生对现代护理信息管理建设所蕴含的专业素养及双创素质的体现	
	了解护理管理相关法律法规	1.2 社会责任	问题：护士的法律执业义务	采用小组讨论、任务驱动的方法，布置任务：以“护士的法律执业义务”为切入点，课后学习小组合作讨论“如何依法行护”。树立依法行护的法律观念，遵从医疗护理相关法规，自觉将专业行为纳入法律和伦理允许的范围内，具有运用相关法规保护护理对象和自身权益的意识。培养学生生命至上理念，树立高度社会责任感	课后作业（6）： 以“如何依法行护?”为题撰写论文式作业，根据课后作业评分表（见表 10－7）进行评分，重点考查学生对护士的法律执业义务理解，依法行护的法律观念，生命至上理念，树立高度社会责任感	

续表

课程模块	课程内容	双创要素	教学素材	教学实施建议	考核评价	备注
模块三：护理管理实务	护理管理中法律问题的处理	1.3 诚信品质	问题：因瞒报、谎报病情、擅改病历等引发的医疗护理临床的不良事件和医疗事故	通过举例临床发生的不良事件和医疗事故，通过小组讨论的形式对事件进行解析，感悟学生，引发思考。加强法律意识，让学生意识到诚信品质在护理行业中的重要性，其对护理领域起到良性发展与促进的作用	小组讨论（8）： 以“临床发生的不良事件和医疗事故”为题，小组撰写讨论报告，根据小组讨论评分表（3）（见表10－5）进行评分，重点考查学生护理管理中法律问题的处理以及诚信品质的培养	

五、考核评价

根据“护理管理学”课程“五育融合”双创教育教学实施路径中考核评价栏目规定的考核方式，过程性评价与终结性评价相结合，采用多元化考核评价方式，注重学生创新精神、创业意识和创新创业能力评价。

（一）评价形式

评价形式如表 10－2 所示。

表 10－2　　评价形式表

评价形式	小组讨论	课堂测验	课后作业
数量	8	3	6
占比（%）	50	20	30

（二）评价标准

小组讨论，方式一：小组讨论，组长汇报。组内学生自评占 20%，学生互评占 30%；全体学生评价组长汇报情况占 20%；教师评价组长汇报情况占 30%。组长汇报成绩作为小组成员成绩。

表 10－3　　小组讨论评分表（1）

项目	主题突出	时间控制	仪表仪容	应变能力	回答问题	备注
权重	0. 3	0. 1	0. 1	0. 2	0. 3	

小组讨论，方式二：小组讨论，个人撰写讨论报告。组内学生自评占 30%，学生互评占 40%，教师评价学生撰写报告情况占 30%。

表 10-4　　小组讨论评分表（2）

项目	逻辑分析	沟通能力	人际合作	举止与仪表	组织协调	备注
权重	0.3	0.3	0.1	0.1	0.2	

小组讨论，方式三：小组讨论，小组撰写讨论报告。组内学生自评占30%，学生互评占40%，教师评价小组报告撰写情况占30%。小组报告成绩作为小组成员成绩。

表 10-5　　小组讨论评分表（3）

项目	主题突出	时间控制	仪表仪容	应变能力	回答问题	备注
权重	0.3	0.1	0.1	0.2	0.3	

课堂测验。本课程过程性评价中，课堂测验共3个，每份课堂测验满分100分，通过“学习通”记录学生成绩。课堂测验题包括专业知识测试题和开放型测试题，专业知识测试题中客观题由“学习通”自动评判，主观题和开放型试题由教师评价，考查学生的作答是否情感、思想健康，是否符合题意，是否有深刻、丰富的内涵，是否有创新，开放型试题旨在激发学生自我表达能力和想象力，培养创新型人才。

表 10-6　　课堂测验评分表

项目	测验完成	知识掌握	知识运用	价值正向	备注
权重	0.2	0.2	0.3	0.3	

课后作业。本课程过程性评价中，课后作业共6个，根据考核内容分为报告式作业，主要考查学生是否能够根据要求查阅资料、内容和材料是否翔实、是否能够将相关专业知识及理论联系；论文式作业主要考查学生是否能综合分析问题、条理是否清晰，解决问题的方法是否有创新性。课后作业根据学生完成情况由任课教师综合评定，采用五级制方式赋分。

表 10－7 课后作业评分表

项目	作业完成	知识掌握	知识运用	价值领悟	备注
权重	0.4	0.2	0.2	0.2	

终结性评价标准。围绕“五育融合”课程创新创业教育目标，组织终结性评价包含期中考试和期末考试两类，采取百分制计分，期中考试占比15%，期末考试占比25%，采取纸笔作答。试题形式和内容突出基础性、综合性、应用性和创新性，通过设计开放型、探究型试题以及非标准答案的试题，在考查专业知识的基础上，引导学生多角度认识问题，鼓励学生主动思考、发散思维，考查和培养学生的探究意识和独立思考、创新能力。

（三）评价结果计算

根据《“五育融合”大学生创新创业指数综合测评办法》，计算“五育融合”课程创新创业基础指标达成度和学生创新创业基础指标达成度。

（四）评价结果使用

教师针对达成度低的分项指标进行全面分析，从教学目标设计、教学方法使用、教学环境创设、教学活动组织、学生学情等方面撰写教学反思，优化教学设计，持续改进教学，提高课程教学质量。

围绕学生个体达成度低的分项指标进行系统分析，从学生学习态度、学习习惯、学习方式等方面分析存在原因，对学生进行个性化辅导，引导学生增强创新精神，树立创业意识，提高创新创业能力。

参考文献

[1] 习近平：《在北京大学师生座谈会上的讲话》，载于《人民日报》2018 年 5 月 3 日。

[2] 习近平：《在全国教育大会上的讲话》，载于《人民日报》2018 年 9 月 11 日。

[3] 习近平：《习近平总书记教育重要论述讲义》，高等教育出版社 2020 年版。

[4] 中华人民共和国中央人民政府网站：国务院关于深化高等学校创新创业教育改革的实施意见，http：//www. gov. cn/zhengce/content/2015 - 05/13/content_9740. htm，2015 年 5 月 13 日。

[5] 中华人民共和国中央人民政府网站：国务院关于推动创新创业高质量发展打造“双创”升级版的意见，http：//www. gov. cn/zhengce/content/2018 - 09/26/content_5325472. htm，2018 年 9 月 26 日。

[6] 李小妹，冯先琼：《护理学导论》，人民卫生出版社 2019 年版。

[7] 甘俊超：《暖心！医护人员陪患者看夕阳》，载于《中国日报》2020 年 3 月 6 日。

[8] 沈军，简平等：《护理学基础“课程思政”的设计与实践》，载于《中华护理教育》2020 年第 7 期。

[9] 梁宇杰，王红明等：《基础护理学混合式教学实施课程思政的探索》，载于《中国继续医学教育》2020 年第 12 期。

[10] 马丽丽，李春香等：《混合式教学在基础护理学理论教学中的应用研究》，载于《中华护理教育》2020 年第 15 期。

[11] 吴洁，袁梦，陈伟等：《盆底磁刺激治疗初产妇产后性功能障碍的临床研究》，载于《中国康复医学杂志》2022 年第 3 期。

［12］魏薇，李文婷，陈玲等：《超声成像参数对初产妇产后初期盆底功能障碍的意义》，载于《中国介入影像与治疗学》2020 年第 12 期。

［13］陆燕，许霞等：《低频脉冲电刺激配合音乐疗法治疗初产妇产后尿潴留的效果观察》，载于《护理研究》2018 年第 7 期。

［14］张枫，孟海霞：《顺产和选择性剖宫产和盆底肌肉训练对初产妇产后早期盆底功能障碍的影响》，载于《中国妇产科临床杂志》2019 年第 1 期。

［15］王磊：《以五大发展理念引领高校双创教育改革发展》，载于《教育与职业》2021 年第 9 期。

［16］钱怡，张露文等：《医学院校开展创业创新教育的 SWOT 分析》，载于《中国卫生事业管理》2019 年第 36 期。

［17］赵荣生：《基于价值共创视角的高校双创教育生态系统优化研究》，载于《中国卫生事业管理》2020 年第 23 卷。

［18］仇存进：《我国高校创新创业教育课程体系研究》，载于《江苏高教》2018 年第 11 卷。

［19］颜怡，冯益平：《高校“五育并举”育人体系构建研究》，载于《学校党建与思想教育》2021 年第 20 期。

［20］杨韫嘉，霍楷：《高校德智体美劳“五育”并举育人模式改革研究》，载于《创新创业理论研究与实践》2021 年第 16 期。

［21］段凯旋，李睿明等：《内科护理学课程思政案例库的建设》，载于《护理学杂志》2022 年第 1 期。

［22］张玲华，贾建芳：《“课程思政”在本科内科护理学中的实践》，载于《中华护理教育》2020 年第 7 期。

［23］陈俊健，李文涛等：《医学诊断学教学的思政课程改革的探讨》，载于《广西医学》2020 年第 15 期。

［24］武庆杰，张蕾等：《立德树人背景下诊断学课程思政教学路径探析》，载于《卫生职业教育》2020 年第 15 期。

［25］王惠，张俊等：《课程思政在诊断学教学中的实践与探索》，载于《卫生职业教育》2019 年第 14 期。

［26］殷樟凤，朱姬莹等：《课程思政对医学生职业素养培养的思考与

探索》，载于《中国现代医生》2018 年第 13 期。

[27] 李爽，张弘强：《创新医学人文素质培育教育模式研究与实践——以护理专业为例》，载于《智慧健康》2021 年第 22 期。

[28] 李天，严清华等：《构建以创新教育为核心的泌尿外科学教学模式》，载于《中国继续医学教育》2020 第 14 期。

[29] [英] 南丁格尔：《护理札记》，庞洵译，中国人民大学出版社 2004 年版。

[30] 邓昕才，陈忠吉等：《应用型高校双创教育“双融合”培养模式及实施路径》，载于《中国现代教育装备》2022 年第 1 期。

[31] 吴欣娟，王艳梅：《护理管理学》，人民卫生出版社 2017 年版。